汉译人类学名著丛书

医药、巫术与宗教

——1915年和1916年在伦敦皇家内科医师学会的菲茨帕特里克讲座

〔英〕W.H.R.里弗斯 著

何　钧 译

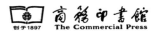

商务印书馆
创于1897　The Commercial Press

W. H. R. Rivers

MEDICINE, MAGIC AND RELIGION

**The Fitzpatrick Lectures delivered before The Royal College of Physicians of London
in 1915 and 1916**

First published in 1924 by Kegan Paul, Trench, Trubner & Co., Ltd.

根据凯根・保罗,特伦奇,特吕布纳有限公司 1927 年版译出

汉译人类学名著丛书

总　序

　　学术并非都是绷着脸讲大道理，研究也不限于泡图书馆。有这样一种学术研究，研究者对一个地方、一群人感兴趣，怀着浪漫的想象跑到那里生活，在与人亲密接触的过程中获得他们生活的故事，最后又回到自己原先的日常生活，开始有条有理地叙述那里的所见所闻——很遗憾，人类学的这种研究路径在中国还是很冷清。

　　"屹立于世界民族之林"的现代民族国家都要培育一个号称"社会科学"（广义的社会科学包括人文学科）的专业群体。这个群体在不同的国家和不同的历史时期无论被期望扮演多少不同的角色，都有一个本分，就是把呈现"社会事实"作为职业的基础。社会科学的分工比较细密或者说比较发达的许多国家在过去近一个世纪的时间里发展出一种扎进社区里搜寻社会事实，然后用叙述体加以呈现的精致方法和文体，这就是"民族志"（ethnography）。

　　"民族志"的基本含义是指对异民族的社会、文化现象的记述，希罗多德对埃及人家庭生活的描述，旅行者、探险家的游记，那些最早与"土著"打交道的商人和布道的传教士以及殖民时代"帝国官员"们关于土著人的报告，都被归入"民族志"这个广义的文体。这些大杂烩的内容可以被归入一个文体，主要基于两大因素：一是它们在风格上的异域情调或新异感，二是它们表征着一个有着内在一致的精神（或民族精神）的群体（族群）。

　　具有专业素养的人类学家逐渐积累了记述异民族文化的技巧，把庞杂而散漫的民族志发展为以专门的方法论为依托的学术研究成果的载体,这就是以马林诺夫斯基为代表的"科学的民族志"。人类学把民族志发展到"科学"的水平,把这种文体与经过人类学专门训练的学人所从事的规范的田野作业捆绑在一起,成为其知识论和可靠资料的基础,因为一切都基于"我"在现场目睹(I witness),"我"对事实的叙述都基于对社会或文化的整体考虑。

民族志是社会文化人类学家所磨砺出来的学术利器,后来也被民族学界、社会学界、民俗学界广泛采用,并且与从业规模比较大的其他社会科学学科结合,发展出宗教人类学、政治人类学、法律人类学、经济人类学、历史人类学、教育人类学……

人类学的民族志及其所依托的田野作业作为一种组合成为学术规范,后来为多个学科所沿用,民族志既是社会科学的经验研究的一种文体,也是一种方法,即一种所谓的定性研究或者"质的研究"。这些学科本来就擅长定性研究,它们引入民族志的定性研究,使它们能够以整体的(holistic)观念去看待对象,并把对象在经验材料的层次整体性地呈现在文章里。民族志是在人类学对于前工业社会(或曰非西方社会、原始社会、传统社会、简单社会)的调查研究中精致起来的,但是多学科的运用使民族志早就成为也能够有效地对西方社会、现代社会进行调查研究的方法和文体。

作为现代社会科学的一个主要的奠基人,涂尔干强调对社会事实的把握是学术的基础。社会科学的使命首先是呈现社会事实,然后以此为据建立理解社会的角度,建立进入"社会"范畴的思想方式,并在这个过程之中不断磨砺有效呈现社会事实并对其加以解释的方法。

民族志依据社会整体观所支持的知识论来观察并呈现社会事实,对整个社会科学、对现代国家和现代世界具有独特的知识贡献。中国古训所讲的"实事求是"通常是文人学士以个人经历叙事明理。"事"所从出的范围是很狭窄的。现代国家需要知道尽可能广泛的社会事实,并且是超越个人随意性的事实。民族志是顺应现代社会的这种知识需要而获得发展机会的。通过专门训练的学者群体呈现社会各方的"事",使之作为公共知识,作为公共舆论的根据,这为各种行动者提供了共同感知、共同想象的社会知识。现代社会的人际互动是在极大地超越个人直观经验的时间和空间范围展开的,由专业群体在深入调查后提供广泛的社会事实就成为现代社会良性化运作的一个条件。现代世界不可能都由民族志提供社会事实,但是民族志提供的"事"具有怎样的数量、质量和代表性,对于一个社会具有怎样的"实事求是"的能力会产生至关重要的影响。

社会需要叙事,需要叙事建立起码的对社会事实的共识。在现代国家的公共领域,有事实就出议题,有议题就能够产生共同思想。看到思想的表达,才见到人之成为人;在共同思想中才见到社会。新闻在呈现事实,但是新闻事实在厚度和纵深上远远不够,现代世界还需要社会科学对事实的呈现,尤其是民族志以厚重的方式对事实的呈现,因为民族志擅长在事实里呈现并理解整个社会与文化。这是那些经济比较发达、公共事务管理比较高明的国家的社会科学界比较注重民族志知识生产的事实所给予我们的启示。

在中国现代学术的建构中,民族志的缺失造成了社会科学的知识生产的许多缺陷。学术群体没有一个基本队伍担当起民族志事业,不能提供所关注的社会的基本事实,那么,在每个人脑子里的"社会事实"太不一样并且相互不可知、不可衔接的状态下,学术群体不易形成共同话题,不易形成相互关联而又保持差别和张力的观点,不易磨炼整体的思想智慧和分析技术。没有民族志,没有民族志的思想方法在整个社会科学中的扩散,关于社会的学术就难以"说事儿",难以把"事儿"说得有意思,难以把琐碎的现象勾连起来成为社会图像,难以在社会过程中理解人与文化。

因为民族志不发达,中国的社会科学在总体上不擅长以参与观察为依据的叙事表述。在一个较长的历史时期,中国社会在运作中所需要的对事实的叙述是由文学和艺术及其混合体的广场文艺来代劳的。收租院的故事,《创业史》《艳阳天》,诉苦会、批斗会,都是提供社会叙事的形式。在这些历史时期,如果知识界能够同时也提供社会科学的民族志叙事,中国社会对自己面临的问题的判断和选择会很不一样。专家作为第三方叙事对于作为大共同体的现代国家在内部维持明智的交往行为是不可缺少的。

民族志在呈现社会事实之外，还是一种发现或建构民族文化的文体。民族志学者以长期生活在一个社区的方式开展调查研究，他在社会中、在现实中、在百姓中、在常人生活中观察文化如何被表现出来。他通过对社会的把握而呈现一种文化，或者说他借助对于一种文化的认识而呈现一个社会。如果民族志写作持续地进行，一个民族、一个社会在文化上的丰富性就有较大的机会被呈现出来，一度被僵化、刻板化、污名化的文化就有较大的机会尽早获得准确、全面、公正的表述，生在其中的人民就有较大的机会由此发现自己的多样性，并容易使自己在生活中主动拥有较多的选择，从而使整个社会拥有各种更多的机会。

中国社会科学界无法回避民族志发育不良的问题。在中国有现代学科之前，西方已经占了现代学术的先机。中国社会科学界不重视民族志，西洋和东洋的学术界却出版了大量关于中国的民族志，描绘了他们眼中的中国社会的图像。这些图像是具有专业素养的学人所绘制的，我们不得不承认它们基于社会事实。然而，我们一方面难以认同它们是关于我们社会的完整图像，另一方面我们又没有生产出足够弥补或者替换它们的社会图像。要超越这个局面中我们杂糅着不服与无奈的心理，就必须自己发展起够水准的民族志，书写出自己所见证的社会图像供大家选择或偏爱、参考或参照。

这个译丛偏重选择作为人类学基石的经典民族志以及与民族志问题密切相联的一些人类学著作，是要以此为借鉴在中国社会科学界推动民族志研究，尽快让我们拥有足够多在学术上够水准、在观念上能表达中国学者的见识和主张的民族志。

我们对原著的选择主要基于民族志著作在写法上的原创性和学科史上的代表性，再就是考虑民族志文本的精致程度。概括地说，这个"汉译人类学名著丛书"的入选者或是民族志水准的标志性文本，或是反思民族志并促进民族志发展的人类学代表作。民族志最初的范本是由马林诺夫斯基、米德等人在实地调查大洋上的岛民之后创建的。我们选了米德的代表作。马林诺夫斯基的《西太平洋上的航海者》是最重要的开创之作，好在它已经有了中文本。

　　我们今天向中国社会科学界推荐的民族志，当然不限于大洋上的岛民，不限于非洲部落，也不应该限于人类学。我们纳入了社会学家写美国工厂的民族志。我们原来也列入了保罗·威利斯（Paul Willis）描写英国工人家庭的孩子在中学毕业后成为工人之现象的民族志著作《学做工》，后来因为没有获得版权而留下遗憾。我们利用这个覆盖面要传达的是，中国社会科学的实地调查研究要走向全球社会，既要进入调查成本相对比较低的发展中国家，也要深入西洋东洋的主要发达国家，再高的成本，对于我们终究能够得到的收益来说都是值得的。

　　这个译丛着眼于选择有益于磨砺我们找"事"、说"事"的本事的大作，因为我们认为这种本事的不足是中国社会科学健康发展的软肋。关于民族志，关于人类学，可译可读的书很多；好在有很多中文出版社，好在同行中还有多位热心人。组织此类图书的翻译，既不是从我们开始，也不会止于我们的努力。大家互相拾遗补缺吧。

高 丙 中

2006 年 2 月 4 日立春

里弗斯及其对人类学使命的思考（代译序）

赖立里

里弗斯的《医药、巫术与宗教》被医学人类学奉为开山之作，如今得以在商务印书馆"汉译人类学名著丛书"出版，可谓实至名归。当然，在此书出版的 1924 年，尚没有"医学人类学"一说，甚至也没有"文化人类学"，都笼统称为"人类学"。这样的整体观，今天回头看来，不仅对人类学，对医学更是有着深刻的借鉴意义。

里弗斯（1864—1922）并没有接受过人类学专业训练。他 1886 年获得医学学士学位时只有 22 岁，是英国当时最年轻的医学学士，此记录直到 1970 年代才被打破。毕业后里弗斯即作为随船外科医生到访日本和北美，这激发出他对新鲜经历的好奇和热爱。随后他又多次旅行，到过欧洲、加那利群岛、马德拉和澳大利亚等地，并在这些旅行中与英国文豪萧伯纳结下了友谊，有过多次长谈。据说里弗斯做随船医生时，有记下找他咨询或看病的病人细节的习惯，他注意到人们生命和职业的大不同，以及这些人对他们的家族谱系所具备的深层知识，观察到"这些知识既给予了他们在社会所处位置的安全感，也让他们作为个体与他人不同，从而赋予自身以意义"。[①] 这些经历无疑也影响了他日后的心理学和人类学研究。

里弗斯于 1888 年获得医学博士学位，并当选为英国皇家内科医师学会的会员。他很快对当时尚处于发展初期的心理学和神经医学产生了兴趣，尤其是感知觉、精神状态等方面。1892 年里弗斯辞别英国，到德国耶拿大学继续深造，广泛学习哲学、神经生理学、心理学，当时的德国正是这些学问最为发达之地。在德国的学习经历强化了里弗斯对心理学的兴趣，他很快

---

① 引自 https://whrrivers.com/training-and-early-work/。

收到在剑桥大学圣约翰学院教授感官心理学的邀请,在那里度过了接下来的 29 年。里弗斯于 1897 年主持了英国第一所心理学实验室(伦敦大学),并在同一年主持了剑桥大学实验心理学的建设,为该学科的建制化起了关键作用。1908 年里弗斯成为英国皇家学会会员,并于 1915 年荣获皇家勋章。

据说里弗斯起初对人类学并不感兴趣,甚至意图拒绝哈登①请他参加剑桥大学托雷斯海峡考察队②的邀请,转而推荐自己的学生去。在哈登的坚持下,里弗斯的好奇心终于让他同意作为考察队的心理学分队队长,与人类学家塞利格曼等人一起到澳大利亚的穆雷岛考察。里弗斯本以纯粹心理学家的身份出行,主要考察美拉尼西亚人的感官功能,但他回国时已然成为一名民族学家,并在调查中设计并使用、验证了谱系学方法,为人类学考察亲属关系的基本田野方法打下了基础。1898 年的托雷斯海峡考察是里弗斯"职业生涯的转折点";而作为一位严谨的科学家,里弗斯"富于逻辑思维,热衷于科学准确地进行描述和理论阐释",③与哈登一起开创了人类学的"科学范式"。④

几年后他对印度南部的托达人进行了深入细致的调查,并于 1906 年出版了研究专著《托达人》。需要注意的是,里弗斯之前并非没有过对托达人的研究,但他的心理学背景,以及他所努力推动的人类学调查需要科学方法以提供确切依据(而非臆测)之观念,令这本书在同时期的人类学著作中凸显了出来。

---

① 阿尔弗雷德·C. 哈登(Alfred C. Haddon,1855—1940),英国现代人类学的奠基人之一。哈登也是学医出身,从事比较解剖学和动物学研究。1888 年哈登第一次到位于新几内亚和澳大利亚之间的托雷斯海峡做海洋生物学研究,激发出他对人类学的热情。1893 年他开始在剑桥大学讲授体质人类学,1898 年组织了剑桥大学托雷斯海峡群岛考察队,此后在剑桥大学讲授民族学。在他的推动下,剑桥的人类学研究委员会于 1904 年成立。哈登一生著述颇丰(近 600 种),代表作包括《艺术的进化:图案的生命史解析》,他撰写的《人类学史》(1910)是最早出版的人类学史著作之一。

② 剑桥大学首次托雷斯海峡考察在人类学史上具有里程碑意义。之前的英国古典人类学都是在书斋的扶手椅上完成,依靠的是传教士、殖民地官员、探险家、商人关于奇风异俗的记述;而这次考察是人类学家自己的第一次实地调查。参见高丙中,"民族志的科学范式的奠定及其反思",《思想战线》2005 年第 1 期,第 75—81 页。

③ 参见哈登等人为里弗斯撰写的悼文,发表于 *Man*, Vol. 22 (Jul., 1922), pp. 97 - 104.

④ 参见高丙中,"民族志的科学范式的奠定及其反思",《思想战线》2005 年第 1 期,第 75—81 页。

随后里弗斯再次到访美拉尼西亚,在西所罗门群岛等地停留了三个月,成为第一批"沉浸式"观察的人类学家之一。他考察了当地的手工艺、信仰系统和日常行动。通过与早年到访经历的比较,里弗斯和他的同伴注意到传统的改变和丧失给当地人带来的压抑和冷漠,而这些正是英帝国在殖民地实施的涵化政策带来的。里弗斯于 1914 年出版的《美拉尼西亚社会的历史》基于这次考察,被称为里程碑式的著作,它标志着人类学的民族学研究和方法的成形。该书尤其突出的是里弗斯对谱系和亲属关系术语的清晰分析,进而推导出之前不为人知的当地社会关系体系,同时也复原了一些已经消失的社会条件。里弗斯的写作揭示出他对于土著日益明确的认识:无论他们的生活与欧洲文化相比显得多么原始,他们的生活方式本身,与所谓"文明"社会的生活方式是同样有效的,毕竟这些人也同样是进化而来,与欧洲人延续的时间一样长,他们的生活方式理应受到尊重。

里弗斯于 1914 年又一次到美拉尼西亚考察,并搜集了不少关于新赫布里底群岛(今瓦努阿图)的信息。他本意将来再去考察以进一步补充材料,但是第一次世界大战随即在该年 8 月爆发,当时里弗斯正在澳大利亚,直到来年 3 月才得以返国,此后直到他去世,都没再能成行。里弗斯于"一战"初期回到英国,突然爆发的战争让许多士兵患上了"弹震症"(shellshock),这是一种战争创伤的心理疾患,兼有神经学、生理学、心理学背景的里弗斯迅即决定以医生身份为国效力。"一战"的军医经历中,他发展并完善了"谈话疗法",这一疗法今天依然在临床使用。具体而言,主要通过与兵士的交谈和讨论,精准找出他们究竟经历了什么,如何发展到当下的状况,最终什么可以打破他们心理上的抗拒,恢复注意力并了解自身的状况,从而帮助他们恢复健康和自尊。可以看出,此方法有着相当的人类学研究底色。里弗斯坚持认为,了解发生了什么以及发生的原因是防止这些男人崩溃的主要工具,一旦他们明白其中的机制,便不会觉得整件事那么怕人,也能更加容易地把事情放到情境中去考虑。里弗斯在战后的 1919 年成为英国精神分析学会的首任主席。

正是里弗斯的医学和心理学背景,为当时的人类学带来了新气象。他在心理学实验室的研究经历让他认识到精确检验法的重要性,他认同哈登对古典人类学不重视实地调查的反感，总是强调要尽可能地接近人类实际的日常行为。里弗斯具有"实验学家对精确检验法的热爱，并从不丧失与真实生活连接的强烈倾向"，他最为当时的人类学同行称道的是他坚持术语准确、定义清晰，同时不容许任何学术讨论上的空谈，"一定要与人们的日常情感、渴望和想法有着密切的关联"。[①] 他在田野中与土著接触时的耐心和富于同情的举止让他得以收集到其他调查人员无法获得的信息，而这样的田野习惯也让他在治疗"弹震症"的兵士时赢得了病人的信任和喜爱。里弗斯于 1920—1921 年担任英国民俗学会主席，随即于 1921 年 1 月就任皇家人类学会的主席，直至 1922 年 6 月于任上去世。哈登在悼文中回忆："过去的三十年中，所有与里弗斯有过接触的人都会注意到他在多么积极地拓展人类学研究；他从不以狭隘的眼光看待人类学，而是认识到，不仅正在消失的各族群习俗迫切需要这门科学，我们当下的状况也提供了同样多的人类学素材。我们的科学有着更为远大的使命。"[②]

　　怎样的更为远大的使命？ 也许我们可以从《医药、巫术与宗教》这本书看到里弗斯的抱负。首先对于医学来说，这一系列于 1915 年至 1916 年间完成的人类学讲座，听众是皇家内科医师学会的医生，并在《柳叶刀》全文发表，这本身已经具有相当的意义。当年的医师对这样的话题感兴趣，不拒绝了解非西方医学，包括"巫术"和"宗教"这样的非科学成分对于致病原因和治病方式的介入。同时这样的了解并非仅仅将其他医学作为一件考古器物或博物馆陈列品，限于趣味知识的增加，而是以动态的视角理解医疗实践在变动的现实条件下发生的相应变化，时刻与当下的自身社会发生关联。譬如在第二章，里弗斯明确提出："从心理学观点来看，在本书中描述的这些粗野的方式和大部分我们自己的医学是同一类事物，只有程度的差别"（第 35页）。虽然受当时的历史条件所限，里弗斯文中依然使用了"野蛮人""粗野文化"等歧视性的用语指代非西方社会，可这本书对于所谓"野蛮人"逻辑合理性及其行为方式与西方医学的相似之处的强调，无疑具有划时代的意义。

---

① 见哈登等人为里弗斯撰写的悼文，*Man*，Vol. 22 (Jul.，1922)，pp. 99 – 100.

② 同上书，第 97 页。

对于人类学来说,这本书显然没有"自觉"将自己归为"人文社科",而是在自然与文化、社会之间自如穿梭。这也是当年人类学赋予自己的远大使命,它强调的整体观让它跳出了学科之间的文理分野,探索跨越时间和空间的广泛的人类多样性,力图尽可能多地理解人之所以为人的各方条件。这是一个相当宏大的视野,以此为背景来探究特定人群在具体时空的特定遭遇。医学和人类学的对象都是"人",多样性也应当是医学人类学的题中应有之义。今天的医学人类学,太多甘于为医学服务,囿于医学尤其是生物医学相关话题,不得不说殊为遗憾。一百多年前的《医药、巫术与宗教》就已经明确指出:"本书的主要目的,是通过研究医药、巫术和宗教之间的关系,阐明研究社会制度的指导原理和方法"(第37页)。医学是了解社会文化的绝佳窗口,里弗斯早已清楚告诉了我们。

最后,对于中国读者来说,此书最大的遗憾恐怕在于对中医的介绍相当稀薄,这与中医自身复杂精深、难于仅凭西方医学知识理解不无关系。不过本书的目的也不在于详尽介绍世界各地的医药实践,它的远大使命是"设法解开人类文化的密网,厘清其各个组成部分的线索,将各个文化元素与明确的人类活动联系起来"(第58页)。今天的人类学在经历了本体论转向之后,大多已不再认为"人类文化"可以像拼图那样在同一个平面上自成一体,而是不同人群有着存在意义上的"多重宇宙"(pluri-verse)。[①] 但里弗斯在上述认识的背景下,却也没有将不同文化预设为拼图块那样的边界稳定、一成不变之物,而是通过对不同医药实践和信念的改动、发展和简化的观察,强调文化和习俗的流动、迁徙与可变性,并做出了精彩论述。

在本书首次出版的20世纪初,人类学已经成功将自身由泰勒、弗雷泽为代表的古典人类学转型为一门"科学人类学",追求研究方法严谨、术语清晰、对象明确,而非模糊的猜测和没有充分支撑的假设。而那时"科学"的定义显然也相当宽泛包容,不仅在《柳叶刀》上,人类学家的文章也屡屡见诸《科学》《自然》等重要期刊。这在今天的世界已难以想象。科学的定义是否

---

① 参见 A. Escobar 2018, *Design for the Pluriverse: Radical Interdependence, Autonomy, and the Making of Worlds*. Durham and London: Duke University Press.

愈发排他、狭窄,这里姑且不谈。人类学作为一门科学,在里弗斯的时代是题中必有之意。此书的最后回到心理学,以现代战争环境对人的心理乃至生理产生的严重破坏作用为具体案例,讨论人类文化与医药、心理乃至教育的关系及其作用。这不是仅仅谈论"他者""异文化""非西方社会"的猎奇式介绍,而是超越具体民族志,在真正"人类学"意义上的探讨,将所谓的"现代社会"与"原始社会"做对称性的比较和讨论,寻求人类群体处理苦痛的一般行为及其潜在普遍联系的可能。这样的人类学追求,对于今天越来越精细化、专业化的研究,是否也将有所警示?

目　　录

前　言

　　本书或为人类首次试图以真正的知识以及同情的思考来诠释原始医药中表现的思维与想法，是对医药史的独特贡献。除此之外，它还揭示了人类意识，以及人类大家庭中相对低级[*]成员的社会实践和宗教信仰的基础原理。此外，本书也是里弗斯医生的民族学观点的一个特殊发展阶段的总结，对于那些试图诠释原始社会人类思考方式的人类学家同行来说，有着特别的意义。

　　里弗斯医生于伦敦皇家内科医师学会完成四次菲茨帕特里克讲座（1915 年和 1916 年），并在《柳叶刀》上原样发表讲义之后，并未急于按照菲茨帕特里克基金的条款要求，将其打造成册出版，而是搜集更多资料，以期完成一本关于原始医药的全面性专著。在其生命的最后六年中，里弗斯医生积累了关于本书主题的大量参考文献，并且通过与世界各地的民族学田野工作者的通信往来，获得诸多重要证据。不幸的是，在去世之前，他未来得及开始将这些新的信息编入其生动形象的菲茨帕特里克讲座讲义。对于民族学家来说，这些讲义本来的形式已经很方便理解，由他人之手加入这些新的资料，不但会耽误这些重要讲义的出版，而且会破坏其本来的结构平衡，所以出于各种考虑，不如保留作者遗留下的本来样式。

　　在其伟大专著《美拉尼西亚社会史》（*The History of Melanesian Society*）中，里弗斯医生已经开始摈弃该书出版时（1914 年）民族学中的流行信条。在其生命的最后八年，他的观点发生了微妙的变化，倾向于更完全地承认文化传播在习俗和信仰的发展中的作用。本书就反映了这一认识发展过程。由于在讲座的计划和部分讲义的写作期间，两个新的强有力的因素正

---

　　[*] 因成书年代，原书采用了一些含贬义的词描述大洋洲、美洲等地的民族，中文译本遵照英文原书译出。现在这类观点已不再被接受，请读者注意甄别。——译者

在产生影响,因此这也是一个特别的重要阶段。本书的头两章写于 1915 年秋季,里弗斯医生当时正在马格尔军医院(Maghull Military Hospital)进行为期三个月的工作,研究堑壕战的严酷压力对人精神的影响。该医院用来诊断士兵心理障碍的方法,和他在美拉尼西亚用来研究低等文化民族的社会和宗教实践的方法有相似之处,使他很感兴趣。这一令其印象深刻的经历发生在 1915 年夏,当时关于文化传播在文明史中的深远影响,以及隐含的对其过程中涉及的心理因素的新观点的相关讨论,都深刻地激发了里弗斯对民族学的兴趣。本书体现了这一双重刺激的影响;并且因为它代表了一个观点发展的阶段,所以有着双重意义,这些观点在 1918 年后又有进一步改变,背后的原因可见作者在其《心理学和政治》(*Psychology and Politics*)一书中的文章《民族学的目的》(*The Aims of Ethnology*)。由于这个原因我觉得应该加入里弗斯于 1919 年在曼彻斯特的约翰·莱兰兹图书馆(John Rylands Library)所作的关于"心理与医药"的讲座讲义(作为第五章)。该讲义的主题与本书其他部分直接相关,同时又揭示了作者在撰写《冲突与梦想》(*Conflict and Dream*)之前的思考倾向。

里弗斯的主张从未达到 W. J. 佩里(W. J. Perry)的《巫术与宗教的起源》(*The Origin of Magic and Religion*,1923)一书中代表的那个程度;但是后者却表达了里弗斯谨慎地趋向的大致观点。1915 年里弗斯在准备其第一场菲茨帕特里克讲座时,曾对我说:"佩里将会达成普遍概括和重大进展;我的任务是逐步推进,巩固成果。"这可能是对自己任务的一个有点过谦却恰如其分的评价,而本书完成了该任务的一步。

原始宗教的根本目的是保护生命,实现的方式是特定的简单机械式程序,这些程序基于合理推断,不过前提往往是错误的。原始医药也有同样的目的,自然地也使用了同样的方式。因此在一开始宗教和医药属于同一个领域,而巫术则不过是该领域的一个特殊部门。里弗斯医生认为(尤其是在第三章)医药和巫术以及宗教的联系可能是由于不同文化的融合,这体现了1911 年到 1918 年间主导他思想的观念,但是在其生命的最后四年,他逐渐地放弃了这一观念。

承蒙《柳叶刀》和《约翰·莱兰兹图书馆馆刊》(*Bulletin of the John*

Rylands Library）惠允重印其全文发表的相关讲义，我向两个刊物的编辑
表示感谢。

G. 埃利奥特・史密斯（G. Elliot Smith）

1924 年 1 月 1 日于伦敦大学学院

再 版 声 明

本版相对于初版并无改动。唯本书中简略讨论的一些话题，例如按摩（第 99 页）*以及包皮环切和尿道割口（第 103 页）等，在里弗斯医生的《心理学与民族学》(*Psychology and Ethnology*, 1926)一书中，有更详尽的讨论。该书与本书实际上互为补充，想要理解里弗斯医生之民族学观点的发展以及人类学研究的目前立场，应当把两本书放在一起阅读。

G. 埃利奥特·史密斯

1926 年 11 月

---

* 此处及以下正文中页码均为英文版页码，即本书边码。——译者

第 一 章

医药(medicine)、巫术(magic)与宗教(religion)都是抽象的术语,每一 1
个都隐含一大组社会过程(process),人类利用这些过程来规范自己对周围
世界的行为。在我们自己中间,这三大组过程之间多少都有着分明的界限。
其中一个已经完全退入我们社会生活的背景之中,另外二者则形成了彼此
截然不同的社会范畴,几无共同之处。然而如果我们更广泛地考察人类社
会,就会意识到这种区分与隔断并不存在。对很多民族来说,这三种社会过
程互相紧密关联,很难或者无法将其分开;对另外一些民族来讲,可以说并
不存在我们称为"医药"的社会过程,人们对于疾病的态度一如对于其他各
种自然现象的态度。

研究方法

研究任何一种社会制度,都有三个主要的路径和研究方法。我们可以
检视制度的历史,了解它是如何建立的,在不同的地方如何不同地发展,我
们可以研究它所处的社会条件,在不同的社会条件下,一种制度或发展,或
停滞,或退化;我们可以试图回溯其源头,查明它与其他制度分异,并成为独 2
立存在的每一个步骤。

第二个方法是心理学方法。我们可以试图研究个体和整体的精神状
态,以及以之为基础的个体和整体行为,行为的总和即构成作为研究对象的
制度。

第三个方法可以被称为社会学方法,是考察我们试图研究的社会过程
与其他社会过程的关系,以便确定二者之间的相互作用。

由于菲茨帕特里克讲座的目的是研究医药史,似乎应以上述第一个路
径作为其主题。如果医药在各处都像在我们自己的社会中一样,是独立而

自足的制度,那当然没有问题;但是如果我前面的开场白没有说错的话,实际情况则远非如此。要想获得关于任何事物的历史的知识,必须首先研究它和其他相关社会过程之间的关系。而我们的讲座就将致力于这一前提任务,讨论早期医药史的某些绪论,而不是医药史本身。

3 在本书范围内不可能详尽地论述这一主题。我的目标是考察研究主题时采用的研究路径;因此除了偶尔提到相关的澳大利亚文化之外,我将尽力把考察范围限于世界的一个局部,即美拉尼西亚和新几内亚,这也是我个人研究的田野区域。在社会学领域,人们已经不再通过比较随机选取的世界各地的样本来了解人类制度。目前科学对这类事物的研究趋势,①是把对象局限于一些相互关联的民族。如果能够由此得到一些结论,就可以进一步考察这些结论是否适用于世界其他地方。

社会过程的定义

首先定义作为我们研究主题的三种社会过程。巫术和宗教之间的区别,一直困扰着人类社会的研究者。在包括本书主要研究对象的很多民族中,很难在二者之间划出一条清楚的界限,我们需要有一个包含二者的术语。英语中有时用巫教(magico-religious)来表达这个意思,因为没有其他更好的选择,在本书中我有时也会这样做。使用这个术语隐含着对待世界的某种态度。从我们自己的观点来看,这一态度就是以超自然的方式对待现象。我说从我们自己的观点,是因为使用超自然这个词显然就意味着要有自然这个概念,而我研究的民族恰恰就缺乏我们的这个概念。我们理解的医药,其本质是把疾病看作受自然法则支配的现象,应该和其他自然现象一样处理。现代医务工作者的态度和巫教态度的区别,在于二者的疾病概念不同。本书的主要目的之一就是了解,那些不能区分医药与巫术和宗教
4 念不同。本书的主要目的之一就是了解,那些不能区分医药与巫术和宗教的人,他们的疾病概念的本质是什么。

---

① [本文写于 1915 年。从那之后学界态度有所改变。](方括号内的注释均为前言作者史密斯所作。——译者)

因此我们的主题是某些原始文化民族的疾病概念的本质,以及这一概念与作为其基础的巫术和宗教之间的关系。不过,注意一下后面这两组社会过程之间的区别也很有意思。详尽地讨论这一区别会让我们离题太远,我只能出于描述性目的,使用一个临时的区分。当我提到巫术的时候,指的是一组用到一些仪式的过程,这些仪式的效力依赖于施行者本身的力量,或者仪式中用到的某些物件或程序所属的或内在的力量。另一方面,宗教所包括的一组过程的效力,则依赖于某个更高力量的意志,而祈祷(supplication)和献赎(propitation)仪式的目的就在于祈求这一更高力量的干预。宗教不同于巫术的地方在于它相信宇宙间存在某个比人自身更高的力量。

因此巫术和宗教之间的区别在于它们用来影响周围世界的手段不同。而医药这一术语则代表一组人们用来指导和控制一类特定自然现象的社会实践,这类自然现象尤其影响人们自身,使其不能行使正常的身体和社会功能,活力削减,趋于死亡。通过一个概括化过程,社会把这些现象归类,称之为疾病(disease),以区别于其他各种自然现象。如前所述,本书的一个主要任务就是确定,在我们研究的人群中,在多大程度上存在这样一个疾病的概念,也就是病态(morbid)的概念;而研究的主要方式,是考察人们对病这一现象的反应过程。

不同民族对于疾病的概念

研究这个问题的一个途径,是考察不同人群中,负责处置病人的那些社区成员,区别于其他人的程度。如果能找到社会功能的区分和专业化的证据,也就同时证明了实现这一功能的专业化的人群,其思维意识已经发展到将生病与其他自然现象区别看待的阶段。这里需要考虑一个术语的问题。在通过比较来研究医药这一主题时,遇到的一个困难就是英语中关于行医者的词语很多。在提到社区中负责和疾病打交道的成员时,是叫他们医生(doctor)、医药士(medical-men)、医药师(medicine-men)、内科医师(physician),还是什么?医药师看来最合适,因为我们不用这个词称呼我们自己社会的行医执业人员,所以对这个词没有来自自己文明的先入为主的想法。

6 但是这个词的缺点,是人类学文献中广泛使用它来代表巫师(sorcerer)以及各种类型的巫术使用者,这些人不一定是和病人打交道的,当然也就不做治疗。因此我建议使用古英语中的"医士"(leech)一词,来代表社会中行使治病这一特定职能的成员。他可能还有其他职能,比如求雨、促使草木繁盛,甚至让人生病;但是只要他管治病,在我的术语中,就可称其为一名医士。

这样一来,确定不同民族区别疾病和其他自然现象的程度的一个方法,就是考察他们区别医士、巫师和教士的程度。不过主要的考察途径,还是审视不同文化阶段的人应对疾病的过程。我们会发现,哪怕对医士和社会其他成员并无明显区分,人类仍有关于疾病来源的理论,而且执行对应于我们所谓的诊断和预后的程序,并最终拥有各种治疗方式,这些方式尽管和我们自己的疗法迥异,但仍可视为一个明确的治疗学(therapeutics)系统。

我前面说过我的主要目的之一是想发现不同民族的疾病概念的本质。在此我必须先说说一个民族具有这样一个概念并依据其行事是指什么。我的意思不是说像欧洲医药教科书的某位作者那样具有一个清晰的概念,可以用我们所谓的定义形式表达出来。这样的概念是非常高级的概括化和抽象

7 化过程的结果,而且大家都知道,尽管我们具有大量的系统性的精确知识,制订这样一个概念仍有很高的难度。很明显,当说起像美拉尼西亚人这样的民族所具有的疾病概念时,我们指的并非精确表达的定义,而是一个多少有些模糊的想法的体系,尽管这些想法并没有被这个民族清楚表达,但是却可以指导他们的行为,也就是他们对我们归类为疾病的自然特征的反应。

关于病因的信念

疾病概念的一个可能最重要的元素,就是致病的因果性。对于导致疾病出现的直接条件,人们一般都有明确的想法。这一事实的一个可喜的后果就是我们可以通过病因学(etiology)来考察研究对象,这样在研究未开化民族的医药时,就可以站在和对待现代医药同样的立足点,也就是完全以病因学为基础(至少理当如此)。从病因学出发,人们自然地就走向诊断和治疗,我们自己的医药体系的情况就是如此。

如果我们审视人类对于病因的一般信念,就会发现它们可以被分为三大类:(1)人为的,也就是认为疾病是由于某人的行为直接导致的;(2)由某种精灵或者超自然的存在的行为所致,更确切地说,其行为者是某种非人的,但是却多少被人格化的存在;(3)我们通常所谓的自然原因。

所有这三种对于病因的信念,目前在我们当中也都还存在,不久以前肯定也是如此。现在我们觉得人为原因指的只是投毒和伤害,是对自然原因 8 作用的利用。第二类仍存在于我们法规里的"上帝之手"中,也存在于我们宗教的口头仪式中,但是在正统医学中已经没有位置,不过在外行人对付疾病的时候还有用场。在医药专业领域,以及对大部分外行人来说,都相信疾病是由自然原因产生的,也就是说疾病是环境变化的必然结果,与人或者超人类存在无关。

在另一方面,如果我们审视任何未开化或者野蛮民族的文化,就会发现它们关于病因的信念主要地属于前两类之一或者兼有,在很多情况下第三类病因几乎可以说不存在,这些例子中的信念也无法归类到自然原因。在第二章中我会更加详尽地讨论这类情况,* 现在则仅仅关注土著人的病因观念中属于巫术和宗教范畴的情况。在本章中我将讨论明确归为巫术,以及更接近于巫术而非宗教范畴的案例。

对于我们的研究主题来说,如果人为和非人为致病的区别,正好对应巫术和宗教的分野,事情就会简单得多。在撰写本书时,我一度曾想把巫术和 9 宗教放到一边,转去描述归类为"人为和非人为"的事实。但是这样一个计划只是回避一个我们应该面对的难题,因为如果要从社会学的立场讨论医药,就必须把它置于和其他已知社会过程之间的关系之中进行研究。除非我们准备完全丢开巫术和宗教不谈,讨论医药的社会关系时就不能对它们视而不见。

被归因于巫术的疾病和受伤

当前社会学和民族学中的巫术概念,在很大程度上受到我们自己中世

---

* 见第二章中"独立发生的疾病"节。——译者

纪的巫术概念的影响。中世纪巫术的最有名的形式，是以非人的精灵作为主角。这些角色是疾病和其他效果的直接制造者，相关程序的巫术特色在于相信作为人类的巫者（magician）有法力召来非人的行为者。

很多原始文化民族，包括我专门研究的地区，其民族的巫术则很不一样。在很多情况下，疾病和受伤都被归结为纯粹人为的结果，哪怕在我们看来真正的原因显而易见。不仅仅是没有明显前因的疾病被如此溯源，那些我们觉得明显有自然原因的也不例外。所以如果在新赫布里底群岛（New Hebrides）的安布里姆（Ambrim）岛上有人从树上跌落致死致伤，人们不会认为这一我们一般所谓的事故是因为树枝不结实或者爬树姿势不对，而是巫师在捣鬼。

10 也许美拉尼西亚人的思路是这样的，对于像爬树这种驾轻就熟的事情，除非有人干预了正常的进程，否则是不会发生事故的。如果不是巫师把树枝搞断了，或者制造幻觉让受害者看见不存在的树枝，后者就不会跌到地上。

类似地，战场上的伤亡也不是因为敌人的高超武艺，或者自己防卫不够，而是因为巫师引导攻击者的投枪，或者干扰了受害者的防卫动作，或者破坏了后者的武器。蛇咬人也不像我们认为的那样是有毒动物的本能，而是因为巫师把蛇放在受害者要经过的路上，或者给蛇加了什么神通；抑或是咬人的并非是普通的一条蛇，而是巫师化身。

那些以人为作用作为主要病因的人，对这一致病模式的信念根深蒂固，不仅在病因神秘或者未知的时候是这样，就是在我们社区中毫无知识的外行人都会觉得疾病是我们所谓的自然原因导致的情况下，也是如此。另外值得注意的是，这些关于致病原因的观念并不是没有实际后果的空洞信念。在受伤的情形中，它是治疗过程的动因，在巫术过程致人死亡的例子中，则成为复仇的动机。如果把巫术定义为单纯人类行为，下面很快就会讨论到这部分主题，

11 诊断技术就在于找到这一行为人，治病的关键就是想办法让巫师停止作祟。

除了这些纯粹人为作用的例子，其他很多记录明确显示了与我们自己的中世纪类似的情况，其中的直接致病原因是某些非人类本体的行为，这些非人类本体可能一开始就是被某人控制，或者在需要其行事的时候被纳入控制。在这些例子中，诊断和治疗的方法和被归为人为直接致病的例子中的方法经常并无二致。被认为是精灵作用导致的伤病，其治疗中并不包括

任何祈祷和献赎的成分，也就不属于我们所谓的宗教范畴。

在医士驱使非人类本体进行间接治疗的例子中，我们的记录经常看不出其治疗行为是巫术还是宗教。要确定这一问题的答案，必须精确了解医士治疗所用的仪式，包括礼书和念诵；田野工作者很少记录这些内容，他们往往满足于将自己的意见建立在受自己的知识和兴趣所沾染的推断之上。

我自己的看法——也就是一个看法而已——是，随着我们对世界各地医士医术的了解增加，会发现我们低估了医疗仪式中的宗教成分，甚至忽略了它的存在。不过在一门科学的历史中的任何时候，我们的论证都应该基于记录的事实；在下面的叙述中，我的目的是阐明这个主题的困难和不确定程度，而不是给出任何明确结论。 12

在本章要考察的例子中，疾病的直接原因被认为是人类作用，或者从目前的证据看来，其诊断和治疗靠的是医士及其仪式自身固有的力量，或者通过非人类本体的中介起效，但不需要明确的祈祷和献赎仪式来促使后者干预治疗过程。在考察这些例子时，可以根据人们认定的致病过程的性质来区分特定种类；治疗方法一般取决于致病原因。

主要的种类有三个：(1)致病物体或者物质被投入人体内；(2)一些东西被从人体内抽取出来；(3)巫师对某人身体的某个部分或者与其身体关联的某物作法，以求对该人整个身体起效。我们将详细考察这三者。

物体或某种作用被投送进入人体引起的疾病

认为某种物体或者物质被投入人体而致病的这一类例子，又根据投送的方式是直接人为还是非人施为而分为两组。二者在澳大利亚都很常见。 13 设想的被投送的物件有石头、晶体、碎骨片、树叶等，施为者有时是巫师，有时是因为圣地遭到侵入或者其他什么原因被冒犯的精灵。在新几内亚的马西姆(Massim)文化中，也用这种方式让人得病。①

①　C. G. 塞利格曼(C. G. Seligman)，《英属新几内亚的美拉尼西亚人》(*The Melanesians of British New Guinea*，Cambridge，1910)。

在美拉尼西亚,这种靠着把物体投入人体致病的方式似乎比较罕见。如果人们觉得某种投入行为导致了疾病,一般认为投入的是某种作用(influence),就算有的时候投入的是某种实在物质,这种物质本身也不致病。让人得病的是某种致病的精气(essence)或者疫气(effluvium),而投入的物质只是其载体和可见的迹象。

这种方式让人得病的一个很好的例子,在美拉尼西亚不止一处出现,是利用一种在班克斯群岛被叫作塔马特提克瓦(*tamatetikwa*)的工具,也就是射鬼枪。把树叶、死人的骨头以及其他原料塞进一个细竹筒,由巫师握在手里,大拇指堵住开口的一端;看到敌人之后就移开大拇指把邪气对着受害者放出来。教会圣师 R.H. 科德林顿(R.H. Codrington)曾记录[①]了一些利用这一方法的引人注目的例子,很好地呈现了对其功效的迷信。通过心理暗示的方式,射鬼枪两三天就能搞死一个健康有力的男人。班克斯群岛的一个被称为塔拉马塔伊(*talamatai*)的常见的更为间接的程序,是把死人的骨头或者一个刺死过人的箭头的一部分包在树叶里,放在加害对象即将经过的路上。魔力原气(magical principle)会跳出包裹进入受害者体内。

在这种引入致病物体或者精气到病人体内导致生病的例子中,病因直接决定了治疗的目的,就是从体内取出致病物体或者精气,消除病根。要达到这个目的,并不总是需要,或者说一般都不需要,找到投送者。在相信这种致病原因的社区,会有据信有能力去除致病物体的男女,一般他们吸吮病人身体某部分,然后把石头、晶体或者其他物体拿给病人看,说是吸出来的。在很多这样的例子中,疾病是由心理暗示导致的,因为病人觉得起因是自己侵犯了据信有能力令人如此致病的某某,一旦看见物体已经被取出,心理暗示随之消除,病也就很快好了。在有些情况下,尤其是被投送的是非实质性的病因的时候,可能必须找到投送者,才能取出植入体内之物,这时候一般会采用卜筮(divination)的方法找到施法致病的主体。

---

① 《美拉尼西亚人》(*The Melanesians*,London,1891),第 205 页。

由于身体或者灵魂的一部分被吸走而导致的疾病

第二种生病模式，是觉得身体的某些东西被吸走了。这种例子出现在 15
澳大利亚，最常见的观念是肾脂肪或者更准确地说大网膜的脂肪被吸走了。
据我们目前所知，在新几内亚和美拉尼西亚不存在这种观念；但是在这一区
域的很多地方，人们相信灵魂或者其一部分被吸走会导致疾病。就我们目
前所知，美拉尼西亚的这种例子都被认为是精灵作祟。

在班克斯群岛，可以通过称为乌伊(*vui*)的一类精灵把一个人的阿塔伊
(*atai*)或者说灵魂取走。相应的治疗则是需要借助被称作吉斯马纳(*gis-
mana*)的人，其阿塔伊会离开自己昏睡的躯壳，去把病人的灵魂找回来。①

我们具有完整记录的另一个例子②来自新不列颠岛的加泽尔半岛和约
克公爵岛，那里让人生病的是一群被称为卡伊阿(*kaia*)的东西，人首蛇身或
蛇尾，它们一般针对的是侵入自己栖息地，或者未经允许就在自己地盘的树
上摘取果实的人。

在这些地方如果有人生病，人类会用卜筮过程确定是因为卡伊阿作祟，
还是其他什么原因。卜筮者把一枚贝币包在洒了石灰的香蕉叶里，夹在自 16
己腋下入睡，就能知道生病原因；如果是卡伊阿作祟，还能说出得罪这个半
人半蛇怪物的原因。接下来卜筮者又作为医士开始治疗程序。

在新不列颠岛北端和新爱尔兰岛南端之间的约克公爵岛，治疗程序如
下：医士把石灰撒在龙血树叶上，用其他树叶折叠包住，在火上烤到几乎碳
化。接着让病人站立，双手举起，由医士将热乎乎的树叶包走蛇形从病人身
上经过，同时后者用脚跺地，把卡伊阿的疫气震落。接下来医士打开树叶
包，从中取出一撮石灰，并对其口念一套咒语：

"驱魔的石灰。我驱逐章鱼；我驱逐提奥(*teo*)蛇；我驱逐英尼埃特(*In-
giet*，一个秘密会社)的灵魂；我驱逐螃蟹；我驱逐水蛇；我驱逐巴利沃(*bali-*

---

①　W. H. R. 里弗斯(W. H. R. Rivers)，《美拉尼西亚社会史》(*The History of Melanesian
Society*，Cambridge，1914)，第一卷，第 165 页。

②　J. 迈耶(J. Meier)，《人类学》(*Anthropos*)，第三卷，1908 年，第 1005 页。

vo)蛇;我驱逐巨蟒;我驱逐卡伊阿狗(一种特别的狗,是卡伊阿的同伴和使魔,不同于新不列颠岛现存的狗。这套咒语中提到的其他动物也是卡伊阿的使魔)。

"驱魔的石灰。我驱逐黏滑的液体;我驱逐爬藤植物凯提(*kete*);我驱逐托皮拉纳;我驱逐托呜呜-塔乌尔;我驱逐唐巴尔。它们已经被沉入深海。雾气升腾让它们回不来;云气升腾让它们回不来;夜晚笼罩让它们回不来;黑暗笼罩让它们回不来;它们要留在海洋深处。"

这是咒语的直译。迈耶神父提供了其完整意义的翻译:

"这是驱魔的石灰,我用它驱逐章鱼,各种蛇,英尼埃特的灵魂以及卡伊阿狗。我用这石灰驱逐卡伊阿水塘的污泥,名为凯提的爬藤植物,还有名字叫作托皮拉纳、托呜呜-塔乌尔和唐巴尔的卡伊阿。我已经把它们沉入最深的海底。浓雾和层云、深夜和黑暗会困住它们,让它们无法回来上面的世界,永世留在深不可测的海底。"

咒语程式完毕之后,医士把石灰吹向病人全身,又拿更多石灰抹在病人身上,尤其是上腹部、胳膊靠近肩膀的部位,以及耳朵和大脚趾上。然后就把树叶包扔掉,找一个七八分熟的椰子,用牙把上半部的皮去掉,在壳上钻一个洞,洞口周围涂上一圈代赭石粉。接着医士用手把一种薄荷的花揉碎,将碎瓣塞进椰壳里,对着椰壳里面的椰汁念念有词:

"驱魔的椰子。我驱逐卡伊阿的黏液;我驱逐螃蟹的黏液;我驱逐全部有黄色污泥的水塘;清除每一群提奥蛇;清除提奥蛇的唾液;清除托呜呜-塔乌尔;清除爬藤凯提的全部汁液;清除所有爬藤的阿莱伊-普卡伊(*alai-pu-kai*);清除所有的红褐色水体(含有红藻的水)。

"我驱逐卡伊阿的所有水体;清除所有的章鱼;清除树蛇的全部血液。

"我驱逐所有鼓胀的肚子;我驱逐所有干枯的灌木和草;我会把他的灵魂从卡伊阿的洞里找回来。"(据称卡伊阿住在山洞里。)

医士接着往病人身上吐口水,把椰子给他喝,然后拿了病人的酬金离开。

这种卡伊阿致病的观念,在几个方面已经非常接近宗教范畴,不过其治疗中没有向更高力量祈求或者献赎的迹象,所以我对其相关程序的描述仍收录于本章。对卡伊阿的态度本身,就像是驱魔者对自己施法对象的态度,人们认为医士能够通过掌握适当仪式、操作和咒语的知识控制这个对象。当然也有可能这一整套程序背后有祈求某个更高力量的念头，只是那一套咒语中没有体现出来；但是我们只能根据现有的证据，而其中并无相关的迹象。这个社会活动的例子，只能暂时归到巫术中，只不过它和澳大利亚人或者托雷斯海峡居民的巫术有根本不同，而是从整体和许多细节上和我们自己的中世纪巫术类似。其过程中，一个人抵消的不是另一个人的伤害性作用，而是通过掌握适当的仪式对一个非人的生灵作法，来抵消另一个人的伤害性作用。

对受害者身体的分离部分或者 触碰过的物件施加的巫术

我在巫术名下列出的第三种过程，是通过对受害者身体的某个分离的 19 部分或者他接触过的物件作法而让人生病。这通常被称为交感巫术（sympathetic magic），[①]被研究得很多了，毋须赘述。我这里只关注一个例子，来加深我们对这一过程本质的理解。该例子是在新几内亚东北内陆的卡伊（Kai）人中传教的凯瑟（Keysser）最近才记录的。[②] 该程序的特别意义在于它表明该民族观念中存在的交感巫术，很接近我们定义的因为某种东西从体内被吸走而致病的第二类巫术。按照凯瑟的说法，卡伊人认为存在一种灵魂之物，不但弥漫全身所有部位，而且也延伸到与身体接触的所有物体。一个巫师掌握了目标受害者身体的一部分，或者与后者身体接触过的一个物体，他就掌握了受害者的一部分灵魂，通过对这一部分分离的灵魂施加巫术过程，巫师的仪式就能产生效果。

以这种方式掌握了加害目标的一部分灵魂之物后，巫师就去一个偏僻小屋，人们认为此处鬼神出没，因此都会避开，只有通过该巫术的特别传授 20

---

① 可参见 J. G. 弗雷泽（J. G. Frazer）的《巫术艺术》（*The Magic Art*，London，1911）。关于美拉尼西亚的例子，参考里弗斯，《美拉尼西亚社会史》（*The History of Melanesian Society*，Cambridge，1914），第一卷，第 156 页。

② 见于 R. 纽豪斯（R. Neuhauss）所著《德属新几内亚》（*Deutsch Neu-Guinea*，Berlin，1911），第三卷，第 135 页。

程序,或者其他什么方法得道的人才能毫发无伤地进入。经常是几个巫师一起作法,参与下面我将要描述的仪式,一开始是各自独立,之后就一起来。

巫师作法利用的受害者身体的一部分,或者他触碰过的什么东西,叫作尕(*gâ*),可能是一根头发、一滴汗水、排泄物、没吃完的食物,甚至是受害者碰过的一块木头。尕必须刚刚离开或者触碰过受害者的身体,这样巫师才能确认受害者的灵魂之物还在里面。为了保鲜,要立即把尕放入一节竹筒里面,由巫师夹在腋下保暖。不能让尕靠近烟火,接触水或者任何尖端锋利的物品,因为这些情况都会导致灵魂之物被赶跑。

巫师会尽快把尕包进一个有毛虫的树叶里,认为如同毛虫吃树叶一样,受害者的身体也会被蠕虫噬咬。树叶包起的尕被塞进一个取自鬼魂出没之地的小竹筒中,还会加上某些树木的树皮。有些树皮是用来增加重量的,因为人们通过包裹的重量判断灵魂之物是还在还是消失了;有一种树的树干很粗,加入其树皮是希望受害者身体肿胀;还有些树皮被加入是因为味道恶臭。竹筒和树皮被包进另外一片树叶中,用爬藤植物捆好,后者枯萎得很快,象征受害者也很快憔悴死亡。包裹捆得很紧,正好可以塞进一个大点儿的竹筒中,后者也是取自鬼魂居住之地。然后再塞进一个更大的竹筒中,用凝固的树汁封口,用贝壳盖住。这样把包裹包好密封之后,巫师召唤白色凤头鹦鹉:"凤头鹦鹉,凤头鹦鹉,快来给某某开膛;把他的内脏啄碎,让他一命呜呼。"然后巫师把包裹绑在一根棍子上,对着棍子念念有词,用以召来洞中居住的精灵,让后者把受害者的灵魂带去亡灵之所。用来捆扎包裹的爬藤植物的藤蔓是多刺的,好让受害者的身体挨扎刺痛,包裹的树叶表面多细毛,让受害者的身体皮肤发痒不适;最外面包的是面包果树的枯萎的叶子,希望受害者的身体和落叶一样枯萎入土。

在这些程序中,巫师口中念叨着:"奥哈和瓦康;你们两个大蜥蜴;用你们的身体压迫他的灵魂,让他失去所有的喜跃和快乐。让他的耳朵失灵,使他失聪,思维错乱。"巫师一边念念有词,一边张开手拍打包裹,以使受害者身体感到疼痛。接着再用一根爬藤植物的藤蔓捆扎包裹,并同时念叨下面的套话:"像小黄瓜一样掉落并腐烂。让受害者痛苦地消失。让他的四肢痛苦地扭曲。让他的整个身体痛苦扭曲。让他的内脏痛苦地抽搐。让他的生殖器官痛苦地扭曲。"这些程序都不只是一次就完,而是一再执行,可能持续好几个月。 22

巫师每隔一天都会来到关押灵魂的偏僻小屋,如此作法,每次都把包裹放在火灰上,长此以往,直到受害者开始生病,程序便进入下一个阶段。用细小的棘刺盖住包裹,放在火上烤,还要加上长着瘤的树皮,以使受害者也长满类似的肿瘤。把嚼过的辣椒类植物的根吐在包裹上,好让受害者发烧。用来烤包裹的火,必须烧特定的树木和一种被砍后局部颜色会变深的爬藤植物,目的是让受害者的皮肤也变暗,血液变黑。如果可能,巫师每天都用火烤包裹,并且同时念道:

"鹰和隼。你们俩都听着,这里是你们的猎物。用你们的利爪抓住它。

撕裂他的身体,要撕成碎片。然后让它腐烂,让蠕虫、蛆和甲虫彻底消灭它的身体。"

每次重复这些咒语的时候,一位助手会同时翻转包裹,巫师则模仿受害者遭受折磨。他哭,喊,呻吟,仿佛在痛苦之中。他向来访的朋友诉苦,祈求同情和帮助,他的助手则安慰他,像在看望一位受苦的朋友。最后巫师模仿垂死的呻吟,发出临终的哀鸣,吸进最后一口气,装作一命呜呼。在仪式完成之后,巫师把包裹放在木块之间,压上一块石头,全部用灰盖住,留着下次 23 再用。

为了保证灵魂仍在包裹之中,巫师会不时在黑暗中前往小屋倾听。如果听到屋顶窸窣作响,或者其他任何声音,他就会觉得灵魂仍在那里,自己的努力可望成功。不过为了达到目的,他必须刻苦自律。他不能洗澡也不能淋雨。只能喝被太阳晒热的水坑中的水,因为清凉的溪水会缓和受害者的高烧。哪怕任何纯水都可能不安全,巫师只能喝烹饪用过的水。他不能吃煮熟的蔬菜,只能用火烤芋头吃。整个程序期间他都不能行男女之事,也不能接受不禁欲的人递来的食物。

保存包裹的小屋必须保持绝对安静。任何人不许大声说话或者咳嗽。所有对话都只能是窃窃私语。不许折断树木,踩过小树枝的声音都要避免。小屋有两个房间,小的那一个用来放包裹,不能让光线进入这个房间,给禁锢的灵魂以逃脱的希望。

整个程序的高潮是一个各处人等都来参加的宴会。巫师一伙离开其他人到偏僻的小屋集合。所有执行这些仪式的人都带来自己的包裹,并张开手掂量包裹的重量,看看灵魂是否仍在里面,太轻的就丢到一边。其他的被放进一个盖着陶片撒了灰的旧陶罐,被一圈篝火环绕。接着巫师们模仿受害者生病的样子,又把包裹取出放在火上烧,把外面的包裹物烧掉,以期让受害者病危。巫师们痛苦挣扎,仿佛疼得要死,呜咽,呻吟,大声哀号。他们的朋友前来看望,表示同情,并对那个可能是他们为之着魔的人评头品足。当一些巫师如此这般假装病入膏肓时,其他巫师则把包裹从火上取走,夹在衣物间拧绞,用以折磨受害者,认为这会让他极度痛苦,咽喉和心脏被压迫,窒息,因恐怖和绝望而死去。把织物割开后,所有包裹都坠地,同时有人模仿受害者一命呜呼,其他人则替他发出临终的哀鸣。与此同时,附近一颗以受害者名字命名的树也被砍倒。

最后把包裹丢进火中,外面的包裹物都被烧尽,再把里面的竹筒用树皮包住,拿石头使劲砸,同时再次表演临终一幕。一个人躺在地下装死,其他人则谈论起他及其轶事,戴上女人的头饰,并像女人一样痛哭。他们说出一个村子对另一个村子的谴责,并威胁要进行可怕的报复。嘴上的争吵发展成斗殴,巫师们用长短棍棒装作武器模仿受害者死亡导致的械斗。

治疗:仪式的巫术或者宗教本质

前述这些巫术导致的病患的治疗方法,也是基于同样的信念,也就是对巫师致病仪式的反制措施。在其他地方常见的是给钱或者用其他什么办法让同一个巫师收回其魔咒,在上面的例子里就是释放被困住的灵魂之物,不过凯瑟提到的却是另外的解放灵魂的方法。受害者的灵魂可能由他的一个朋友秘密地从其禁锢之处解放出来,或者以象征的方式得到解脱。一个盛有某种灵魂之物的巫术容器,被按在病人胸前、背后和腿上揉搓,以显示灵魂之物的归来;容器接着被撕碎以显示灵魂被解放。这一行动要重复三次,每次的方案都不一样,通过这些行动,被捆绑得不够牢靠的灵魂就能再次得到解脱。另一个方法所依据的原理是用水灭火，把病人的部分灵魂之物放到清凉的山泉里。还有一种方法是把病人的灵魂之物用树叶包起来藏到中空的石头里，扔进深水池塘。卡伊人对巫术致病的治疗方法，是由病因决定的，和我们在其他民族和其他程序中看到的治疗取决于病因的关系并无不同。

　　在所有民族学家看来，卡伊人的这些复杂的仪式都是巫术的例子，但是 26
也有几个特征使之几近宗教。在这一方面，用到的咒语没有给出清楚的答案，不过不止一套都提到祈求更高力量的帮助。更显著的宗教倾向是规定仪式中用到的某些物品必须来自幽灵或者精灵的居所。在另一方面，治疗方法看起来是纯巫术性质的，而且这些仪式总体来说应该被视为巫术而不是宗教。

仪式背后的信念的实在性特征

　　卡伊人的仪式提供了交感巫术的两个类型的典型例子，这两个类型就是模仿（imitative）巫术或称顺势（homœopathic）巫术，以及接触（contagious）巫术。这两种形式的巫术背后的原理，迄今为止还多少有些神秘之处。

　　因此詹姆斯·弗雷泽（James Frazer）爵士[①]认为一个人和与其身体分离的部分之间的联系"可以设想为类似一种看不见的以太，这和现代科学为了非常类似的目的而做的假定一样，目的就是解释物体为何能够通过看起来一无所有的空间发生互相作用"。

　　当然詹姆斯·弗雷泽爵士对接触巫术的这一诠释，不过是用现代科学的语言形象地说明野蛮人行为背后的想法。但是无论我们如何解读他的说法，接触巫术所根据的想法都会具有就算说不上神秘但是至少是抽象的特征，我觉得这一特征和原始文化民族的思维方式的实在性特征是相反的。27
野蛮人执行非常复杂的仪式，往往只是遵循族群古老传统的要求，但凡可以揭示其行为的直接目的，都会发现其实在性特征与詹姆斯·弗雷泽爵士所

---

　　① 　见《巫术艺术》（*The Magic Art*），第一卷，第54页。

比喻的完全不同。

卡伊人在其复杂的仪式中着重将医药和巫术结合在一起，是因为这些复杂仪式背后的信念的实在性和明确性。野蛮人对灵魂及其在人死后继续存在的观念极其明确。我们只要在其上加以灵魂可以分割的观念，就能得到卡伊人巫术背后的信念，这个信念和文明人的宗教行为背后的任何信念一样明确。卡伊人的接触巫术的依据，不是远距作用的神秘信念，而是相信巫师掌握着另外一个人的部分灵魂，也就是这个他要加害的人的部分元气精华。可以认为巫师的行为意味着一种信念，即相信对一个部分的作用等同于对整体的作用，但是也可能是部分和整体被混为一谈，或者更准确地说，在卡伊人的例子中，是灵魂和灵魂之物被混为一谈了。凯瑟描述的例子中，有几个地方灵魂和灵魂之物就产生了混淆，表明了这种可能性。

我们只知道在新几内亚和马来半岛上存在灵魂之物可以分割的观念，28 需要等待更多证据才能说明该观念在全球分布的范围。现在我们只能说这一观念解释了野蛮人的很多目前令人感到神秘和难以解释的习俗。

把交感巫术的另一个主要类型归因为什么模糊神秘的信念，应该没有什么依据。卡伊人的仪式有大量行为显示他们相信模仿的效力，很多特征都是根据一个想法，即通过模仿一个事件就能让该事件发生。这一原理经常被概括为一个成语"相似相生"（like produces like），其中毫无模糊不确定之处。我们中比较讲科学的人可能会觉得不对头，那是因为我们不再认为这符合自然因果律，不过我们也都知道，现在我们中间仍然很有市场的一个医疗体系的基础就是它的一个变种。就医药和巫术的结合背后的心理过程而言，我们掌握的这些有益的知识告诉我们的，不是什么关于人类理智的神秘开端，相反，同等的观念和信仰也指导着我们自己的社会活动。

第 二 章

在第一章，我特别讨论了医药和巫术之间的关系，其中的巫术包括两类 过程：一类是直接的人为致病；在另一类中，尽管疾病被认为是精灵作法导致，但其治疗方法中却并无涉及祈求更高力量干预的成分。

诊断和预后的过程

人们可能已经注意到，我几乎还没有谈到诊断和预后的过程。尽管治疗的模式是由关于病因的信念直接决定的，但是寻找病因一般都不需要什么特殊的仪式。病人或者他的朋友根据其知识，一旦知道前者的某些行为触犯了能使人生病的某人或者某个精灵，就明白了得病的原因。

如果诊断需要举行明确的仪式，这些仪式经常带有宗教性质，哪怕治疗看起来完全是巫术性质的。在托雷斯海峡的穆雷岛，人们认为疾病是由某些掌握一种叫作佐勾（*zogo*）的物件并知晓合适仪式的人导致的，他们有使人患病的能力。有的佐勾能让人消瘦饥饿，并同时让人得痢疾；有的佐勾则能让人便秘，还有的让人发疯。

任何人一旦生病，他可能马上就知道自己冒犯了谁，所以不需要特别的 诊断过程，不过病人或其朋友经常可以求助拥有叫作托莫戈佐勾（*tomog zogo*）的神祠的人。神祠是用来卜筮的场所，有一些石头和贝壳排列组成一个该岛屿的不规则示意平面图。① 具有专门知识的人会在破晓之时到访这里。如果一只蜥蜴从某个贝壳里面爬出来，这个贝壳代表的房子或者村子就是让人生病者的住所。如果两只蜥蜴从不同的贝壳里爬出来并互相争

---

① 《托雷斯海峡科考剑桥报告》（*Reports of the Cambridge Anthropological Expedition to Torres Straits*），第六卷，1908 年，第 261 页。

斗,胜利的那只蜥蜴的贝壳就代表巫师的居所。该神祠也被用来占卜预后,蜥蜴死了就象征病人也会死去。此外还举行其他各种卜筮。在穆雷岛,更多是在托雷斯海峡西部的各岛,亲属的头盖骨被用来做此用途,头盖骨生前主人的魂灵会在梦中告知生者想要的信息。①

在穆雷岛的托莫戈佐勾的例子中,对于人们如何看待被用于诊断的动物,我们了解不够,所以不好说该过程有多少宗教成分。不过在这些岛屿以及托雷斯海峡的其他一些岛屿上用到了祖先的头盖骨,这显然属于宗教范畴,是祖先崇拜宗教的一部分。

美拉尼西亚的祖先崇拜更加明确。在该民族区域的很多地方,这种崇拜提供了相对高级的宗教的一个例子,其中明显具有祈求和献赎的成分。这里再次提醒一下,在具有明确的巫术性质的仪式中,也可能出于诊断的目的而祈求祖先魂灵。

预后的方法更容易带有纯粹的宗教特征。在新赫布里底群岛的安布里姆岛,当一个酋长病入膏肓的时候,似乎就不做什么治疗了;而是让病人的儿子或者兄弟带着一头猪来到一个叫作窝儿窝儿(worwor)的石堆,该石堆是酋长登位之时筑好的。在这里把猪杀掉,尸体留下作为给酋长祖先的礼物。到了晚上病人父亲的魂灵会在病人儿子或者兄弟的梦中出现,告诉他们病人能否康复。如果梦中说病人无法康复,人们可能并不满意这一不利的预后,会再杀一头更值钱的猪,以期得到更为有利的回答。与此同时,人们还对祖先祈祷,请求不要让病人抛下朋友离去。唯一的治疗是揉搓病人,但和托梦和祈祷等用以得知预后以及必要时尽力防止死亡结果的严格意义上的宗教行为相比,治疗的方面是无足轻重的。

我觉得在涉及预后的时候,超人或者神明力量的帮助如此显著,是一个很值得关注的问题。在像美拉尼西亚人这样的民族中,这一困难而不易把握的技术,比其医术的其他方面更清楚地展示了医药和宗教紧密的相互依赖,令人深受启发。

---

① 《托雷斯海峡科考剑桥报告》(*Reports of the Cambridge Antropological Expedition to Torres Straits*),第五卷,第 362 页和第六卷,第 266 页。

被认为是由触犯禁忌而招惹的疾病

医药实践与对死去祖先的崇拜之间的紧密联系遍及美拉尼西亚,但二[32]者结合的仪式在英属所罗门的西部群岛达到了最高的精密程度。几年前,A. M. 霍卡(A. M. Hocart)先生和我在那里仔细研究了这一主题。(非常感谢霍卡先生允许我发表二人合作研究报告的初步摘要。)

霍卡先生和我在名为曼德姑苏(或称埃迪斯通)的小岛上待了好几个月,发现疾病治疗和某些宗教实践(尤其是禁忌)之间的关系非常密切,以至于描述医药实践等于描述禁忌。二者之间的关系如此密切,无法将它们分开独立对待。这个小岛上的几乎每一种疾病,都被认为是因为触犯了关于某种树木果实的禁忌,特别是椰子和篓叶,该禁忌及其标志被称为肯咒(kenjo)。肯咒的过程有很多种,每种都属于一个人或者一小群人所有,要取得施行该禁忌的权利,部分是向已经掌握该技术的人购买,部分是靠后者的传授。如此得到的学问涉及一些仪式,一个是施加禁忌时执行的,另一个是解除禁忌时用的,还有一个仪式是用来准许人们利用被禁忌的树上摘下的果子。另外还可以学到一些仪式,能够用来治愈或者缓解那些没有经过去除禁忌的仪式就使用被禁忌的树的果实而招惹的疾病。每一个仪式都有一个特别的名字,其中治疗过程的仪式的名字是萨兰伽(salanga)。除去少数例外,所有的仪式都被同一个人或者同一群人所拥有。所以,只有能施加[33]或者去除禁忌的那个人,才能治疗因为触犯这一禁忌而导致的疾病,而且我们很快会看到,与禁忌过程相关的仪式和更严格意义上的医疗性质的仪式非常相近。霍卡先生和我发现了大约一百个这种医药和禁忌相结合的过程的例子,并记录了其中六十多个。下面是其中一个例子,具体来说,它和一个叫作克仍格(kirengge)的禁忌有关,触犯了该禁忌会导致癫痫和其他痉挛发作。

肯咒的标志会被放到将要施加禁忌的树上或者树边,由几种植物组成,每种植物的叶子和根的数目一般都是四,这是该岛上的神圣数字。克仍格的禁忌标志还包括一块石头和一丛珊瑚,触碰它们的时候都会刺激皮肤,同时还包括也被称作克仍格的蝴蝶。癫痫和蝴蝶都叫同一个名字的原因,是二者的运动方式相似。

树叶和其他物件都被放进树木旁边一根分杈的枝条里,并念诵下面这一套咒语:

"肯咒的精灵啊,这是属于你们的;这是你们的,你们四位老妇人,四位知晓肯咒的老妇人。你们四位戴着姆巴恰*的老妇人,请支持我。诺伊玛丽,请支持我。恰姆巴恰,吐颊姆巴恰,萨伊玛丽,姆布库门尼亚。请批准我针对那个偷取肯咒者的祈求。你们这两个立帕(*lipa*),请批准我的祈求。"

34　咒语中提到的,是一些死去的知晓该过程的妇女的名字,第五个名字属于一个特别的妥玛忒(*tomate*)或者说幽灵,也就是妥玛忒克仍格。它显然是癫痫症的人格化,可能来自于一个曾罹患此病的死去之人。立帕是一种特殊的鱼。

如果树的主人想利用树的任何果实,可以用一种叫作乃由(*nyou*)的植物的四个小枝从该果实上面扫过,同时念道:"我把它往下扫好把它扔开。不要回到这人那里。走开去你母亲那里;走开去你父亲那里。快走开。"这些咒语表示果实上的某些作用已经由此被去除了,有迹象表明该作用是能够让人得癫痫的妥玛忒或者说幽灵布下的。

如果想要把加在整棵树上的禁忌都去除,则需要把组成肯咒标志的树叶和其他物件扔到一个人迹罕至的地方,这样就不会被人踩到,踩到的话据信会产生致命的后果。在去除肯咒的时候需要念到如下的咒语:"你这个肯咒的精灵,你走吧,去天上,不要留在地上。走吧。去用清水消暑。走吧,关注太阳;走吧,看那天空;升上去,追随那响彻天空的惊雷。回去吧,不要再回来。走吧。"

当有人罹患癫痫或其他痉挛发作,被认为是克仍格作怪时,他和朋友就会去找一个据信有能力施加肯咒克仍格的人帮忙。

这人会去看望病人,并用四片乃由树叶、一些苔藓、烟灰和木屑,从病人头上往下拂扫,嘴里念诵:"扫除掉。往下扫,扫除掉。你住手,让这人活下

---

　　*　Mbakia,一种黄色的臂环。——译者

去，别回来。他们已经给了我一副很好的臂环。"这套咒语的最后一条，还有
去除禁忌的咒语中的两副臂环，指的都是费用。该岛上的主要货币是臂环。35
接下来会点燃某种树叶，用烟来熏病人，当病人吸入烟雾时，医士在他上方
念诵："支持我，你这个老妇人。你这个新的精灵。你们四个老妇人。"然后
用树叶围绕病人的脖子。同时念诵："你要支持我。支持这个人。让他活下
去。"接着用一根带子围绕病人的头，一圈树叶放在他肩上，同时念诵："支持
我。停止癫痫的发作。"念完这些咒语之后，医士就离开病人，一去不回。这
一治疗程序在下弦月的最后四天进行。先是连续两天进行仪式，然后休息
一天，让肯咒的精灵或精灵们行动，接着在第四天恢复仪式。其中留出第三
天给更高力量来行动的做法，是一种肯咒的萨兰伽过程的普遍特征。在四
个月将尽时，整个过程会被重复一遍。

　　在治疗的结尾，医士会拿四块小布丁在火上烤，并念诵："这是给你的布
丁，克仍格的精灵。支持我。放过这个人。别让我再回来。"另外病人的屋
顶茅草中也会放入四块布丁。

宗教成分

　　这些仪式都有明显的宗教成分。所有的套话，从头到尾都是祈祷的语
气，显然可以视为对握有祈求者想要的东西的主体的祷告。整个程序最后
的烧祭，有着明显的献赎特征，也可以视为感恩祭，奉献给魂灵或者出手治 36
好病的主体。

　　这些程序中特别有意思的一点，是治疗过程和禁忌习俗的紧密融合。
后者在该处和美拉尼西亚的其他地方，都有明确的宗教特征。人们认为生
病是因为触犯了以死者魂灵名义施加的禁忌，并被后者制裁。摘下被禁护
的树上的果子，受到的惩罚不是来自旁人，而是直接来自更高的力量，没有
人为干预。医士的仪式，不过是取得高级力量帮助的方式，其目的是去除
破忌带来的灾祸，破忌应视为一种罪孽（sin），而不是罪行（crime）。虽然
我一直把行为人称为医士，但其实将其视为祭司可能也一样合适，或者更
合适。后者的特点是呼唤更高力量解除受苦之人冒渎的行为给自身招来

的惩罚。尽管医士拿走了作为酬劳的臂环,人们觉得这也是对出手救治的神灵的奉献。

除了认为看管禁忌之树的鬼魂能致人得病之外,埃迪斯通岛上的土著人也相信一些能让人生病的,有着特殊名字的生灵,比如马特安那、瑟阿、艾隆勾、帕罗、姆宾比勾。这些生灵都是雷电、流星和彩虹等自然现象的人格化,大部分都有自己的特殊领地,领地上经常建有相应的神庙,闯入这些领地是致病的一个原因;不过人们认为这些生灵不一定是受到冒犯才会让人生病。虽然如此,在人们的观念中,最常见的致病之由还是违犯禁忌。当某个病人出现被认为是属于马特安那的症状时,人们就觉得是马特安那让人生的病,原因是病人触犯了与该生灵有关的一个名为肯咒马特安那的特殊禁忌。人们认为,如果病人没有去违犯与该生灵有关的禁忌,后者就不会让他发烧。在这个例子中,可能出现了两种不同信念的结合,一个是雷电的人格化让人生病,另一个是违犯禁忌导致疾病。

巫术过程中出现的宗教特征

我想另外找机会讨论这一结合过程。现在我只想指出,这一结合过程中的两个元素本身都具有明显的宗教特征。关于病因和治疗的两套信念的结合,丝毫没有破坏结果的宗教特征。不过在埃迪斯通岛上也有一些例子,经过类似的结合过程,本来完全属于巫术范畴的致病过程有了宗教特征。违犯一种禁忌的越轨者就可能会遭到来自某个被称为尼家玛(njiama)的一群人中某个成员的制裁,后者的法力很像世界其他很多地方的"邪恶之眼"(evil eye)。违犯这一禁忌的人生病出现的一系列症状,被认为是尼家玛在作祟。在有些情况下,病人口吐鲜血,当即毙命。但是在不那么严重的情况下,还是有明确的治疗仪式,遵循与其他与禁忌有关的治疗仪式类似的规则。

违犯另一个叫作肯咒姆巴(kenjo mba)的肯咒会因为被称为姆巴的巫师作祟而致病,姆巴对致病目标用过的部分食物或者物件作法,因此属于我在第一讲中描述的第三类巫术。姆巴作祟也不一定都和破坏禁忌有关,但是人们把疾病看作对罪孽的惩罚这一观念非常强烈,所以觉得如果不是有人破坏禁忌犯错在先,巫师也很难得逞。

在埃迪斯通岛上,本来属于巫术类型的过程产生某种宗教特征,还体现在另一种方式中,也和巫师作祟有关。如果某人的病患被认为是姆巴作祟导致的,其疗法的核心是找回相应的部分食物或者另外被称为佩努佩努(*penupenu*)的物件,巫师作祟的方式就是对此二物作法。找回佩努佩努的方法有两种。第一种是让病人的亲属去找一个据信对此种境况具有卜筮能力的人。占卜者会举起一枚臂环,嘴里念诵所有据信拥有巫术法力的人的名字,在念到其中一个名字时,臂环会转起来,这样就找到了作祟的巫师。亲属会造访后者,指责他干的好事。嫌疑人可能会当即招认,并把隐藏起来的佩努佩努还给受害者。如果该人拒不承认,就把他用一只胳膊吊挂在树上。一般来说,这种情况下嫌疑人很快就会招认。如果他一直不招,就说明卜筮的结论有问题,被吊起来的嫌疑人将被释放。值得注意的是,在这种情况下,病人也会康复,因为他不再被自己的病是巫师作祟所致的念头所困扰。 39

这一程序模式与严格意义上的巫术之间的区别,在于前者以臂环进行占卜,而后者是一个明确地依靠某个祖先之灵的作用的过程。把嫌疑巫师吊起来,有苦行折磨的特征,但并无明显的宗教特征。在诊断姆巴作祟的另外一个程序模式中,则可以看到明显的宗教特征。一个具有特别知识和法力的人,祈求某种被称为妥玛忒库里(*tomate kuri*)的精灵,后者据信能找到佩努佩努,将其还给病人。找回佩努佩努的仪式,和破坏禁忌招来的疾病的治疗仪式类似。

由此看出,埃迪斯通岛上的医术具有很强的宗教特征,以至于在其他地方基本属于巫术范畴的程序,在这里其诊断和治疗都涉及对死者之灵的祈祷和献赎,死者之灵是当地人宗教仪式的主要对象。似乎是有一个统一化(unification)的过程在起作用,把在其他地方显然属于其他类型的对待疾病的彼此非常不同的模式,都归到诊断和治疗名下。一些关于病因的观念在某种程度上也是如此。人们认为人力施为很难让人得病,除非受难者作恶违犯宗教规条。 40

宗教和疾病的产生与治疗之间的紧密关系,见于美拉尼西亚的很多地方。因此在具有图腾习俗的岛上,疾病被说成是来源于对图腾规条的违犯,比如杀死或吃掉了图腾。由于这些规条具有禁忌的性质，所以这又回到了医药和禁忌的关系。在新赫布里底群岛，禁忌与一些复杂的组织之间有着特别的联系。这些组织中，成员通过杀猪实现地位的爬升。违犯这些禁忌会导致疾病。不过在美拉尼西亚，医术的这一宗教特征并非独立，而是伴随着一些明确的巫术实践。在一些地方，比如班克斯和托雷斯群岛，也许还有新不列颠和新爱尔兰，这些巫术行为在人们的生活和思想中占据最重要的地位。在其他地方，医术的宗教一面占据了主导，而且就像我们在埃迪斯通岛上看到的那样，这一主导非常强势，以至于巫术可能已经完全屈从于认为疾病是对罪孽的惩罚的观念。

独立发生的疾病

现在我来简短地讨论一下据信是与任何人类或者更高力量的作用无关的生病机制。这一观念存在于美拉尼西亚和新几内亚的很多地方，也许是普适的，不过与那些表现医术与巫术和宗教关联的引人注目的习俗比起来，不那么引人注意罢了。

41　　这也就是我们习惯归为"小病"的那一类疾病。当病患看起来会威胁生命的时候人们才会开始想到是人为或者精灵致病。和我们一样，当地人在治疗"小病"的时候，也不去劳烦任何专业人士，而是采用和我们的家常处方对应的处置方式。因此，塞利格曼教授告诉我们，[①]在新几内亚的希璃果诺（Sinaugolo），只有在通常的治疗方法无效的时候，才会去找巫师。

在有些情况下，治疗这些小病也涉及重病治疗所依据的信念。在埃迪斯通岛上，被认为是"自发的"四肢创痛，也采用违犯禁忌导致的疾病的疗法，其中一种疗法包括献给神灵的烧祭，这是禁忌疗法仪式的特征。

尽管人们觉得有些病并不是直接的人为或者精灵作用导致的，我们也不能就此得出结论说它们属于我们所谓的"自然"原因致病的范畴。在像埃迪斯通岛这样的地方，追询关于这些小病病因的信念，得到的答案是人们觉

---

① 《人类学学会期刊》（*Journ. Anth. Inst.*），第 32 卷，第 300 页。

得这些病是自发的,不需要像那些因为违犯宗教规条而招致的疾病那样,一定要举行相关的仪式。看起来这些病不太引人注意,没有什么可研究的材料。很多这样被认为是"自发的"麻烦司空见惯,让人很难受,但是一般不致命。不清楚是不是因为太常见了,所以让它们脱离了巫术和宗教的范畴。人们关注的是特殊的,或者至少不那么习以为常的事情。[①] 四肢创痛这样的热带常见问题,不太会引起医药-宗教圈子的兴趣,就像我们的医药在很大程度上也不关心感冒和其他常见的病痛一样。

医术的多样性

没有人或者精灵作祟也能生病,这一观念给野蛮人的医术带来一些多样性。就算有时候人们认定有什么人或者精灵作祟,采用的疗法也仍然是多种多样的。从埃迪斯通岛上的实际情况看,像美拉尼西亚人这样的民族会指望许多医生,并不限于某一个内科大夫或者疗法。

我们在该岛上的一个助手得了肺尖炎。病了几天之后,我听说他非常想让我来给他治疗,就去给他看病直到痊愈。那个时候岛上已经有一位叫作昆达克洛的有名的医生在给他治病,我也是从这位医生那里学到了很多关于埃迪斯通岛的医药知识。在我后来一次探访病人时,带上了我们的另一个助手,也是一位有名的医生。在我给病人看完病之后,他也进行了一套治疗,包括按摩、吐口水和祷告,主要是为了治出汗,也就是当时的病人主诉。于是,在给病人看病的时候,我以为自己有两个竞争者;病人康复之后,才了解到医生至少有十几位。最初的诊断结果是,病人受罪是因为巫师或者说姆巴作祟,所以先后招来三位医士采用了不同的疗法。然后又找了我来看病,但同时还找了另外两位专业人士,用其他两种方法"治疗"巫术。之后在姆巴作祟的诊断结果被放弃的时候,病情已经危急了,又有一位妇人假定病人是中了邪恶之眼的魔法,展开针对尼家玛的疗法。接下来的治疗针对的症状据信是由一个叫作阿威(Ave)的生灵导致的,我们很快会谈到它。之

---

① 参见 W. H. R. 里弗斯的文章,载于《民俗学》(*Folk-Lore*),1912 年,第 23 卷,第 307 页。

后的三种不同的"疗法",针对的都是被称为塔勾梭罗（*tagosoro*）的症状,一般认为是叫作马特安那和瑟阿的生灵作祟导致。由于所有这些疗法都不算成功,接下来的疗法又是根据最初的姆巴作祟的诊断。一个月之后,由于未能完全恢复气力,病人考虑是否再找来一位专业人士,来治疗塔戈梭罗的症状。在病中的某个阶段,病人神志不清,非要裸体到处走动,他的朋友考虑是否应该找个精通处置违犯肯咒图图鲁（*kenjo tuturu*）而导致的病状的专业人士,来给他看病,图图鲁是一些丛林中的生灵,据信能让人发疯。

医士和教士的区别

44　　我们可以从埃迪斯通岛上高度专业化的医疗职能开始,探讨一个一直被我搁置的课题。在第一章中我曾经指出,区分医药与巫术和宗教的一个可能的方式,是考察医士与巫师和教士之间的区别有多大。在我目前讲座中特别提到的地区中,可以马上肯定说并不存在这样的区别。在澳大利亚、新几内亚和美拉尼西亚,看起来任何人都可以采用我刚才谈到的简单疗法。从这一方面来说,医士和其他人并无区别。那些把医药实践和巫术以及宗教仪式结合起来的人,一般需要通过特别的过程来获得其法术,不是入会（initation）就是传授,而在美拉尼西亚这些知识都要花钱购买。在医药-巫术或者医药-宗教的任何一个支派中,如果弟子不给师父交钱,就别想得到完整的教导。不过在疾病被归因于人力施为的情况下,这些教导和交易总是同时包括致人生病和给人治病两个方面;而在医药和宗教结合的情况下,则包括举行其他非治疗性质的仪式的法术和知识。

　　不过在埃迪斯通岛上,医士和教士之间却开始有了明显的区分。一个人在买下施加禁忌的知识的同时,也会买下违犯禁忌而导致的疾病的治疗过程的知识。但这并不意味着他会利用这部分知识。岛上的某些人因为手到病除而有了特别的名气,这些人被称为提诺尼萨兰伽（*tinoni salanga*）,45他们很明显就是医士从教士中分化出来的一个开始。我觉得应该谈谈导致这一分化的一些情况。其中一个情况是,如果某个提诺尼萨兰伽想要成功给人治病的话,就需要利用一种特别的称为锐克锐克（*rikerike*）的贝壳工具,来砍刮树根或者其药典的其他原料。任何人从这件工具上踩过,就会激怒妥玛忒或者说祖先之灵,让人生病。而医士的法术就是来源于妥玛忒,由于它的愤怒,买下了禁忌知识的人有时会拒绝利用相关的治疗知识,让其他愿意冒险的人上。另外一个让人犹豫不前的情况是医士需要禁欲,尤其是在像治疗溃疡之类的某些仪式中。

在埃迪斯通岛上,还有一个现象,表明严格意义上的医药正在脱离宗教观念。一个名叫马特安那的生灵,能让人得上一种叫作塔勾梭罗的发烧、疼痛和虚弱无力的综合征。现在看来有一个明显的倾向,把塔勾梭罗当作与激怒马特安那以及冒渎禁忌的观念无关的一种病来诊治。我前面提到的病人经受的三种针对塔勾梭罗的治疗,也许就属于这种情况,而被归为阿威的症状的治疗,可能也是这样。不过埃迪斯通岛医术的这一变化,也可能是因为最近受到来自欧洲的影响。医士向专业化方向的发展,可能也是如此,因为外来影响最初的后果之一,就是降低了野蛮人对其宗教和巫术仪式中常见的危险和折磨的承受力。

在这里需要指出的是,在很大范围内人们难以将医士和巫师或者教士区分开来,并不是因为医疗职能本身的专业化不够。事实正好相反。像巴布亚人或者美拉尼西亚人这样的民族,其医疗职能的分化,在某些方面甚至超过我们高度专业化的医学所达到的程度。在埃迪斯通岛上,针对不同疾病的治疗的专业化程度很高,风湿是一个人治,发烧是另一个人治,癫痫又是一个人治,精神错乱则由第四个人来治,不过每个人的疗法都和某种宗教功能紧密联系在一起。我在本讲座中已经提到过托雷斯海峡群岛中类似的一个医术专业化的例子。不过在新几内亚的东北海岸的塔米(Tami)岛上,还有另外的例子:那里某人知道如何治好胸疼,另一个人处置腹疼,第三个人治风湿,第四个治黏膜炎。[①] 这样的专业化可谓登峰造极,不过其方向可能和我们自己社会功能的分化背道而驰。后者经过几百年的进步,已经将医药发展成为社会生活中完全独立的一个领域。

---

① 见纽豪斯著《德属新几内亚》(*Deutsch Neu-Guinea*),第三卷,第516页。

46

流行病

　　还有几个特别之处没有讨论过。到目前为止,我都是把疾病当作只影响个体的东西,完全没有提及整个人群或者其中大部分人都同时得病的情况。现在需要考虑我们研究的民族对待流行病的态度。

47

　　和个体的疾病一样,我们发现针对流行病的医药也和巫术或者宗教紧密相联。对于生活深受巫术影响的民族,流行病也被归因于巫师作祟,不过是其他村里或者其他岛上的巫师。我曾经记录了班克斯岛上的一个例子,①其中的一个男人因为女方拒绝嫁给他而企图伤害对方。他举起一个其中装填某种配方的竹子,好让风把作用吹到女方居住的岛上。紧接着发生的一场流行病就被认为是他搞的鬼。人们付钱给巫师,让他施与青嫩椰子法力(曼纳,mana),再把椰汁撒到每一个受罪的人家的门上,以期能够遏制流行病。

　　说起把流行病归因于高级力量的例子,我们还是回到埃迪斯通岛上。在这里,流行病被认为是一个或者一些叫作阿威的生灵作祟导致。阿威的出现伴随着断虹、流星、红云和淅沥的太阳雨。一般来说,由阿威导致的疾病,其症状包括发烧、头疼和咳嗽。阿威可能是一些与埃迪斯通岛上未被重视的神祠有关的精灵或鬼魂。痢疾的蔓延被认为是来自伊莎贝尔(Ysabel)岛的阿威造成的。

　　每当据信是由阿威带来的流行病光临该岛时,人们就去找一个了解相关仪式的人。这人会带着几个同伴前往一个现在已经被废弃的村庄。他先

48

念出一些鬼魂的名字,可能是一些了解该仪式的祖先,然后念到:"苍天脚下的你啊,下来然后走开吧。这些人会完结,首领们会完结;首领们的妻子们会完结;首领们的孩子们会完结。你们过来然后就离开吧,等等。"祷告的最后是一声尖叫,所有在场的人也都一起大声喊叫。接下来把姜黄的根分发给大家,往海边的路上所有人一边走一边咀嚼并将其吐出,动静越大越好,

---

　　①　见《美拉尼西亚社会史》(*The History of Melanesian Society*),第一卷,第158页。

以便赶走阿威。到了海岸边，仪式的主持者把一大张树叶折成独木舟的样子，并在其中放入灰烬、一些用来盖屋顶的树叶，以及五个叫作欧瓦拉（ova-la）的小贝壳装饰品，然后念念有词："你啊，走去伊莎贝尔岛吧；走去乔伊索岛（Choiseul，邻近的岛屿）吧。不要待在曼德姑苏。"接着就把树叶做成的独木舟带到海中，放到水上，让其随波逐流，离开本岛。据信这样可以把阿威带回它本来的地方。

具有经济和司法性质的关系

我们这里的讨论的主要目的是表现某些整体文化水平很低的民族中，医药和巫术以及宗教之间的紧密关联。可能有人已经注意到，这一关联也附带了经济和司法性质的关系。因此，埃迪斯通岛上的肯咒不仅仅是一个医药与宗教紧密融合的例子，它同时也涉及私有产权制度。埃迪斯通岛上的民族，是物品共产主义的典型，一大群人共同拥有土地和某些其他财产。对于称为肯咒的过程，到目前为止，我们探讨的只是它与医药和宗教这两个社会范畴的关系。它另外也是一种方式，可以将某种财产——具体来说，是某些树的果实——保留下来为某些个人所用。通过这一社会实践，共产主义的民族得以向着个人主义的方向有所发展。

我在第一章中描述过的加泽尔半岛和约克公爵岛上的卡伊阿仪式，也是一个类似的过程。被称为卡伊阿的半蛇半人的生灵，据信能够抽走任何从其居住地的树上取走果实的人的灵魂，其他地方的人尤其容易遭其作祟。对该生灵的法力的信念，可能是某个地方的人培植出来的，目的是保护自己的地盘不受邻人的侵犯。切不可将所罗门群岛和新不列颠岛的这种习俗，看作是人们为了私有产权利益所做的发明。但是把生病看作是对偷窃行为的惩罚，提供了一个把某些想法和做法延续下去的动因，使得医药和宗教紧密相关。有无数例子都表明，和我们自己的情况相比，在原始文化民族中，区别不同的社会范畴要困难得多，这里的例子只是其中一个。这些民族中，医术的宗教特征只是宗教和宗教观念渗透其社会生活的所有部分的一个范例而已。对于这些民族来说,宗教不是每周一个礼拜日的事情,而影响到他们日常生活中的每一个行为。

心理暗示的作用

本书中所描述的程序也很好地表现了另一个方面,也就是在巴布亚人和美拉尼西亚人这样的民族中,心理暗示在疾病的发生和治疗中的作用。毋庸置疑的是,我在这里所记录的这些过程都是灵验的(efficacious)。那些冒犯了据信是拥有巫术法力的人,之所以会生病,甚至死亡,其直接的原因就是他们自己心里相信这些东西;只要这一过程不是到了积重难返的程度,如果能让病人确信咒语已经被移除,他就能够康复。类似的,侵入某个鬼魂或者精灵领地的人之所以可能会罹患绝症,是因为他相信自己丢掉了灵魂;也是因为他相信举行仪式能够使丢失的灵魂回到自己身体之中,所以在仪式之后就能够康复。毫无疑问,心理暗示这一真实的因素也混杂着不少蒙骗的成分,尤其是那些被认为具有特别的知识,能够引发和治疗疾病的人。如果大家都相信一个病人的症状是因为被某个巫师或者教士的力量控制的精灵作祟,那么该巫师或者教士就会迫不及待地接受这个角色以获取钱财,同时加强其医药-巫术或者医药-宗教能力的声望。

与此同时也有理由认为他不完全是一个骗子,而是在某种意义上和大家一样对自己的力量有信心。像我这样,在几个民族中不过是一个访客,在与医药-巫术和医药-宗教法术的操行者的有限接触中,也足以看出这些人的真诚和认真。我相信很多时候在我们自己的社会中也是一样,如果我们用对澳大利亚人和美拉尼西亚人医士的研究力度,来研究我们自己社会中的江湖医生和骗子,就会发现这些人不像想象的那样完全是存心冒骗。冒骗的成分肯定是有的,但是如果从心理学观点来研究,往往会发现狂热和怪诞的成分超过冒骗。

对粗野文化民族的研究,不仅仅是能够帮助我们正确评估文明社会中某些医术形式中的欺诈和蒙骗的成分,更重要的是,它还能帮助我们更好地理解心理暗示在疾病的发生和治疗过程中的作用。从心理学观点来看,在本书中描述的这些粗野的方式和大部分我们自己的医学是同一类事物，只有程度的差别。

医术的合理性

在这里提到的这些事实，给我们留下了印象深刻的重要教训，其意义远远超出我们这个具体题目的范畴。这个教训就是巴布亚人和美拉尼西亚人等民族的医术（leechcraft）的合理性。这些民族针对疾病的做法，并不是无联系和无意义的各种风俗的杂烩，而是受到关于病因的明确观念的启发而成。其治疗模式是其病因学和病理学观念的直接结果。从我们现代的立场来看，他们的观念是错误的。但重要的一点是，不管巴布亚人和美拉尼西亚人关于病因的信念可能如何错误，以这些信念出发，他们的做法都是符合逻辑的。

我们甚至可以这样说，这些人实行的医术，从某些方面看，比我们自己的医学还要有道理，因为其诊断和治疗模式与他们的病因观念的逻辑联系更直接。从文明世界的观点看，他们的病因观念是错误的，或者只包含零星破散的些许真理；但是一旦承认他们这些观念，其医疗实践就相当合乎逻辑，在这方面，我们自己的建立在生理学和心理学之上的医学探索都赶不上。

在第一章里，我试图表明，野蛮人的巫术程序所根据的概念，并不像人们经常认为的那样模糊不明，而是正好相反，为巫师和医士的复杂程序提供了清晰而又具体的动因。这些概念成为他的逻辑过程的出发点，我觉得从目前事实可以得出的结论就是，这些逻辑过程与其前提一样明确。

要理解低级文化之人的精神，最大的阻碍就是一个流传很广的误解，认为决定野蛮人行为的动机，模糊而没有规律。甚至还有人认为，像巴布亚人和美拉尼西亚人这样的民族，还没有发展到逻辑思维的阶段。[①] 我认为这

---

① 列维-布留尔（Lévy-Bruhl），《低等社会中的心智机能》（*Les Fonctions Mentales dans les Sociétés Inférieures*，Paris，1910）。

一观点在社会生活的所有领域都是错误的。在其他作品中我曾试图在一个社会生活领域中表明其错误之处。① 我希望这里提出的事实已经足以表明，在努力对付疾病的行为领域，野蛮人并不是无逻辑或者前逻辑的生物，指导其行为的理性和指导我们自己的医疗实践的理性一样明确。

不过必须指出的是，本书中记录的这些医术的例子，并不总是一个严格的符合逻辑和一贯的系统的一部分。在埃迪斯通岛上，马特安那和瑟阿以及邪恶之眼和巫师给人带来疾病的观念，屈从于作为肯咒基础的祖先崇拜，就是一个例子。该岛上关于所谓阿威的信念有些模糊不清，是另一个例子。作为新几内亚的例子，可以提到的是卡伊人使用的几种包括放血和按摩的疗法，据我们所知，和他们关于病因的观念并无直接关系。这些例子将我们引向一些我在本书中一直搁置不提的关于早期医药研究的问题，也就是关于民族之间的接触和融合导致医药观念变革的研究，因为过于宏大，无法囊括在本系列讲座的范围之中。到目前为止，我只是谈到了社会事实的多种研究方法中的两个，至于困难得多的关于医药、巫术和宗教的历史关系的问题，只能留待其他场合。

---

① 《死亡概念的最初形成》(The Primitive Conception of Death)，《希伯特学刊》(*Hibbert Journal*)，1912 年，第 10 期，第 393 页。

第　三　章

在前面的几章里，我从社会学和心理学的观点，论述性地讨论了医药、
巫术和宗教之间的关系。我选择美拉尼西亚和新几内亚作为例子，来阐明
这一主题，表明在该地区的这三组社会过程之间，存在着紧密的联系，尽管
在我们自己以及其他文明社会中，这三者之间有着鲜明的区别。简短地讨
论了这三种过程之间的关联所根据的一些心理因素，但是完全没有涉及医
药、巫术和宗教之间关系形成的机制，以及为何这些在世界某地紧密关联的
过程，在其他地方却成为社会生活中独立互不相关的领域。在本书的下半
部分，我将从历史和进化的角度做一些探讨。

社会习俗和制度的进化

首先，我想简短地讨论一下与人类社会历史相关的进化过程的本质。
医药实践是一项社会过程，和其他社会过程遵守同样的规律，可以用同样的
方法去研究。本书的主要目的，是通过研究医药、巫术和宗教之间的关系，
阐明研究社会制度的指导原理和方法。

独立的进化

不过是在几年之前，我的研究模式还是很简单的。那时，我和大部分人
类社会的研究者一样，认为人类在亘古以前就散布全球，无可稽考，因此不
同民族的习俗和制度的进化是高度独立的，在有的情况下，甚至是完全独立
的。如果发现在相隔甚远的地方，存在类似的习俗或者信念，我会将其归为
独立的进化过程的结果，这是因为人类对其物质和社会环境的应对方式具
有普适倾向。我本来会继续认为，自己在第一章和第二章中努力展现的美

拉尼西亚和新几内亚地区医药与巫术和宗教之间的紧密联系,代表的只是一个分化过程中的一个阶段。在这个分化过程中,一种社会活动在世界其他地方都已分化成为三个相互区别的社会领域。我本来会坚持认为,美拉尼西亚和新几内亚为我们保存了人类社会进化的一个阶段,其中这一分化进步甚微,以至于很难将医药从巫术和宗教中区分出来;而在我们自己的社会中,该过程已有充分发展,现存的医药和宗教两个领域都有各自的专业人员、行会规范以及关于人类与周围环境关系的信念体系。

57　　　另外在比较不同民族的病理观念以及诊断和治疗实践的时候,我本该会认为,任何显现出来的相似性,都是人类行为普适性的自然结果。世界上不同地方的疾病差别甚微,我本来会觉得,全球各处的人们进化出类似的对于疾病本质的信念以及改变或者抵消其效应的做法,是非常自然的事情。

　　　我本来会以类似的方式,解释医药的信念和实践,以及巫术和宗教的信念与实践之间的相似之处。我本来会说,作为巫术和宗教来源的人类信念和情感,无论其针对的是自然的神秘,还是人类自身的出生、生命和死亡的神秘,还是二者兼有,这些神秘在世界各地都有类似的特征。我本来会认为,正在形成中的人类心智对这些神秘产生反应是很自然的事情,这种反应类似于产生对太阳和其他天体的崇拜,对草木生长和其他自然力的崇拜,以及全球很多地方都有的对死者的崇拜。体现人类应对自然现象或者自身生命的一整套习俗和信念,与体现人类应对疾病的一整套习俗和信念有着紧密的关联,这本来不应使我感到惊讶。如果那时的我像现在这样,特别重视死亡的神秘,将其当作人类宗教发展的最重要的动因,那么宗教与疾病这一死亡预兆的应对之间的关联,就会显得尤其自然。我会认真关注死亡和死后之生的观念在人类宗教发展中的重要作
58　用,并且会把医药和宗教的紧密关联看作是疾病和死亡之间紧密关系的自然后果。

　　　以上几个段落简述的是如果本文写于几年前,大致可能会包含的东西,其中很多内容我今天仍然认为是正确的。社会职能的专业分化过程贯穿了人类历史,这是毫无疑问的,而医药从巫术和宗教中越发分化出来是这一专业化过程的一个范例,也是确凿的事实。至于说因为疾病和死

亡之间的关联如此紧密,哪怕全球被分为相互独立自成体系的几个部分,不同的人类群体对二者的反应应该都是类似的,这个假定也有不少正确的成分。我现在觉得自己前面的这些描述有问题,并不在于它有错误,而是它远非全部的事实。其错误之处是把一个实际上非常复杂的过程描述得过于简单。

传播在人类文化中的作用

关于我已经简述过的进化体系的价值,我们的观点已经发生了重大转变,[①]原因有几个,由于时间关系,今天我只能谈及其中一个。这个原因就是最近人们才开始注意退化(degeneration)在人类历史中的影响。人们曾经普遍地把野蛮和残酷的文化看作是退化的例子,但是由于进化论被广泛接受,退化也就被遗忘或者忽视了。按照知识进步的一般进程,一个以前一直占主导地位的观念被打入冷宫;就连很多人类社会中明显退化的例子都被忽视或者被认为无足轻重。其中的一个例子是,研究者很重视世界上很多地方的粗糙航海技术,却忽视了其粗糙状态乃是退化之结果的可能性。人们得出结论说,在人类早期的漫游中,很少漂洋过海。如果没有海上交通,各个大洲之间当前的地理联系,无法解释现今人类的分布,因此只能假设古代大陆之间有更多的地理联系,这样就把人类散布全球的时间推到亘古以前,各地的人们有漫长的时间独立发展。只要能够证明航海技术不但可能退化,甚至还会消失,[②]那么就又可以考虑航海在人类早期在全球扩散中的作用,[③]将被大多数人类社会的研究者打入冷宫中的传播因素解放出来。

一旦我们承认传播乃是人类文化历史中一个重要的因素,一旦我们承

[59]

---

① ［在英国科学促进会大会的人类学分会的主席演讲中(见 1911 年的会刊),里弗斯医生讲述了自己观点的变化,引发了民族学的一场新运动,本书对此进行了详细的阐述。亦可参见作者的《心理学和政治》(*Psychology and Politics*,1923)一书中的第六章"民族学的目的"。］

② 　W. H. 里弗斯,《实用技术的消失》(The Disappearance of Useful Arts),《爱德华·韦斯特马克纪念文集》(*Festskrift tillegnad Edvard Westermarck*,Helsingfors,1912),第 109 页。

③ 　G. 埃利奥特·史密斯,《古代航海民族》(Ancient Mariners),《贝尔法斯特博物和哲学学会报告和会议论文集》(*Report and Proceedings of the Belfast Natural History and Philosophical Society*),1916－1917 年度会议,第 46 页。

60　　认退化在历史中的重要作用，①就可以用新的观点看待很多老问题。当我们发现应对疾病的某个模式和巫术或宗教实践密切相关的时候，这一相关代表的就可能不是医药从巫术或者宗教逐渐分化出来的过程中的一个阶段，而是一个吸收（assimilation）的过程。一个在其发源地并不包含巫术或者宗教特征的治疗实践，可能在被引入别处的时候混入这些特征。在这种情况下产生巫术或者宗教表象，是由于吸收该治疗实践的民族中盛行巫术或宗教。另一方面，对于拥有真正医术的民族来说，一种巫术或者宗教实践可能有治疗或者卫生方面的应用。这可能导致这一实践在新的地方成为医术的一部分，完全失去其巫术或者宗教特征。在上面这两个例子中，医药和巫术或者宗教之间的关系，是吸收过程的结果。引进某种实践的民族，在其中加入了自身文化风格的特征。

　　人类文化并非直接进化的简单过程，而是一个各民族及其文化相互作用得到混合产物的高度复杂的过程，在我们面对的例子中，就是医药和巫术以及宗教的混合。需要新的研究方法和长年的耐心研究，才能得到该过程的确切本质，也就是完整的而不是部分的真理。

不同国家中医药、巫术与宗教之间的关系

61　　　　在前面的几章里，我讨论了美拉尼西亚和新几内亚这一个有限的区域，而且就是在这个区域也没有做全面评述，而是仅仅满足于挑出几个显著的例子，来阐明医药与巫术或者宗教之间的关系。在开始本书的特别任务之前，我需要简单地描述一下世界其他地方的医药、巫术与宗教之间的关系。这一概述将从美拉尼西亚附近的几个国家开始。

澳大利亚

　　澳大利亚关于致病的信念，是以人为因素占主导。流行的观点认为，这

---

　　① ［W. J. 佩里的《太阳的孩子们》(*The Children of the Sun*，1923)一书中，详细阐述了这一主题。］

片大陆是巫术的一个特别起源地,而且其疾病观显然和一些实践密切相关,而这些实践很像是通常被称为巫术的那些实践。

不过值得注意的是,全球分布最普遍的巫术形式,也就是所谓的交感巫术,在澳大利亚却很少见。在这片大陆上,很少通过对一个人的某个部分作法来让他生病。一个澳大利亚巫师让人生病的通常方式,是用死人的一块骨头指向受害者。人们相信他能够把某种致病作用投入受害者体内,这一过程与我在前文给出的班克斯群岛的例子类似。

在这一过程中,用到了死人的身体部分,这就提出了一个问题,也就是澳大利亚巫师的这一做法是不是像一般认为的那样,肯定属于巫术范畴。 62 巫师的这一做法以及其他做法,有可能并不完全是建立在对非人类作用者的信念之上,甚至可能完全不依赖后者。澳大利亚人当然也相信精灵会作祟让人生病,比如亡灵,尤其是被传统视为社会群体祖先或者新文化元素引入者的某些生灵的鬼魂。所以美拉尼西亚出现的两种主要的致病类型,澳大利亚也都有相应的例子,但是那些表面看来明显属于巫术类型的例子,也说不定只是从前关于精灵——尤其是亡灵——使人生病的观念的退化结果。

不管怎样,一般情况下澳大利亚人会觉得让人生病的直接作用者是人,根据这一信念,病人的朋友的目标就是找到作祟的人,设法使之息怒。诊断的过程主要或者完全在于找到这个作祟者,而唯一的治疗方法就是让病人确信施加在他身上的魔咒已经被移除了。无论让人生病的是人还是精灵,一般情况下治疗实践所根据的信念,都是认为作祟者将作为疾病载体的某个物件——可能是一块骨头、一颗水晶或者鹅卵石——植入了受害者体内。如果能让病人相信该物件已经被从自己体内取出——最常见的方式是吸出来——就能达到治疗的效果。

波利尼西亚

从某种观点看,位于美拉尼西亚旁边的澳大利亚,无论如何都提供了一个医药和巫术相关联的例子;而在美拉尼西亚另一边的波利尼西亚,则呈现 63 了一个医药与宗教密切关联的显著范例。在波利尼西亚的一些地方,似乎不存在巫术,而且除了少数几种简单的疗法之外,治病靠的是直接求助于更高力量,尤其是一类称为阿图阿(*atua*)的生灵,几乎可以肯定是来源于死去祖先的亡灵。

在这个地方,人们特别重视预后过程,其执行者在过程中会进入据信是被亡灵控制的催眠状态。在这种状态中被控制的人,会回答关于疾病预后的问询。病人的朋友愿意接受这种方式发布的神谕(fiat),不再企图采用任何治疗方法来干预结果。在波利尼西亚的一些民族中,可以说几乎不存在医药,所以人们应对疾病的时候几乎完全依赖神灵帮助。哪怕采用明确的治疗方法,也经常有证据显示这些疗法是近期引入的。所以马林纳*声称汤加人指望神明来解除病患,①并为此举行祈祷和牺牲的仪式。在马林纳居留群岛之前不久,汤加人才从斐济人那里学到一些手术程序,这几乎也是他们掌握的唯一严格意义上的治疗手段。

在波利尼西亚的一些地方非常流行通过切口或者划口放血。蒸汽和冷水浴以及按摩都被作为疗法采用,但是在大多数地方都不使用草药或者其他内服用药。新西兰曾经记录了大量的植物药典,但是根据尚健在的关于毛利人的最高权威埃尔斯顿·贝斯特(Elsdon Best)的说法,②这是近来才发展出来的。在欧洲人的影响到来之前,毛利人满足于主要依赖精灵的作用,这些精灵和波利尼西亚其他地方居民所求助的差不多。汤加采用的内服药源自斐济。③

夏威夷群岛的医药实践虽然也和宗教紧密相关,但是包含了更多的医学成分。当地官员戴维·马洛(David Malo)④说医治病人是和崇拜神灵相关的事情:治疗是由卡胡纳(*kahuna*),或者说教士执行的,但是包含了一些草药以及蒸汽浴的使用。不过在不同的阶段向神明的献祭也表现出其宗教

64

---

　*　威廉·马林纳(William Mariner)是一位曾经作为被俘船员生活在汤加王国的英国人,回到英国后出版了相关的书籍。——译者

　①　《汤加群岛》(*Tonga*),1817年,第二卷,第242页。

　②　参见 W. H. 戈尔迪(W.H. Goldie),《新西兰学院学报》(*Transactions of the New Zealand Institute*),第37卷,1904年,第2页。

　③　《汤加群岛》,第二卷,第242页。

　④　《夏威夷古风》(*Hawaiian Antiquities*,Honolulu,1903),第144页。

特征,而且如果病人是个首领,则每次服药都要祈祷。

在波利尼西亚的一些地方也存在人为施法让人生病的信念,采用的程序和其他地方的巫术类似;但是这类信念和宗教成分比起来不值一提。有些岛上似乎完全不存在这种信念,美拉尼西亚边缘的一个波利尼西亚人定居点提科皮亚(Tikopia),显然就是这样的一个小岛。①

印度尼西亚

现在一般称为印度尼西亚的马来群岛,其与美拉尼西亚、波利尼西亚和澳大利亚的关系有着特别的意义,因为后者受到的主要外来影响几乎可以肯定是经过前者传来的。印度尼西亚在近期与中国人有很多接触,而在此之前它的很多地方则深受印度影响。让人生病的作祟者可以是人,也可以是邪灵、祖先和亲属的鬼魂,还有的可以明确归为神明。

据信是纯人为作祟致病的一个模式,是对与人身体分离的一个部分作法,也就是所谓交感巫术;虽然证据还不够充分,但是看起来这种巫术形式,根据的是类似于新几内亚的卡伊人所持的那种可以分割的灵魂之物的信念。② 在美拉尼西亚和澳大利亚,有的时候很难说巫师作祟仪式之后受害人遭殃的效果,是否和下毒有关。在印度尼西亚,毒药的使用是毫无疑问的,最显著的例子就是通过施用竹粉导致迁延不愈的肠道疾病,最后往往使人一命呜呼。就算可以肯定病状是毒药的效果,下毒的人念诵咒语的方式以及其他行为都表明这一过程与巫术区别不大,就连作祟者自己可能都分不清致病的效果是因为实际下毒还是因为受害者对被冒犯者的法力深信不疑。

不过在印度尼西亚,巫术致病的信念所起的作用,没有精灵或者神明作祟那么大。其最常见的一个信念在美拉尼西亚也广泛流行,就是认为生病是因为灵魂或者灵魂之物被抽走。人们相信灵魂有时候会被精灵偷走吞掉,在这种情况下病人只有死路一条。在有些情况下,可能借助教士找回灵

①　W. H. R. 里弗斯,《美拉尼西亚社会史》(*The History of Melanesian Society*,Cambridge,1914),第一卷,第 315 页。

②　见上文第 19 页。

魂,为此进行的仪式的性质清楚显示这类信念无疑属于宗教范畴。

在尼亚斯(Nias)岛上,教士对付疾病所用的仪式的重要特征,[1]就是他在其中用到一些木头的图像,被称为阿杜(*adu*),可能代表的是祖先的灵魂。[2] 为了对付不同的疾病,人们做了很多种阿杜,每一种都有自己的名字。如果病人发烧的同时还有脚肿和四肢沉重,就做出一种阿杜,发烧兼做噩梦对应另一种阿杜,要是发烧并发头部和身体疼痛,则需要第三种阿杜。阿杜被做成不同的形式,一个重要的特点是病越重,需要用到的木头的种类就越多。有一个例子是在其他治疗都无效的时候,人们用种类尽可能多的木头做成 50 到 1000 个图像,组成阿杜巴姆班布(*adu ba mbumbu*)。

阿杜的用法各种各样。可以把它挂在树上,献给作祟让人生病的邪灵,或者把它摆在病人面前、房前或者房顶上。如果人们相信疾病已经进入阿杜之中,阿杜也可能会被扔进河里,一起被水流带走。也可以让病人去触碰一只小猪,把病传给后者,然后把小猪杀掉,猪血抹在阿杜上面。

使用阿杜的时候还伴随着各种各样的仪式。对于作祟让人生病的生灵,可能会有献祭。在阿杜巴姆班布的例子中,教士会爬到病人的屋顶上向"太阳神"祈祷。可能会把病人隔离起来,并规范其饮食,可能会给他一些药物,比如作祟的精灵所居住的树上的菌类。

在某些情况下,人们认为某人生病是因为他自己或其亲属冒犯了能让人得这种病的生灵,但是据我们了解,更常见的情况是病人生病是由于精灵或者神明的意愿,而不是他自己有什么过错。

除了依靠祈求非人生灵和神灵的方式之外,家常医药也经常被用到。在尼亚斯岛,这类药物的发展水平看起来比大洋洲高,因为这些医药由被称为杜昆(*dukun*)的专门业者使用,一般是妇女,她们会采用按摩和各种内服药。尽管缺乏确切的信息,不过很可能通过划皮和拔火罐的方式放血也是这些专门业者的工作。

---

① 　J. P. 克莱维格·德·夸恩(J. P. Kleiweg de Zwaan),《尼亚斯岛人的医疗术》(*Die Heilkunde der Niasser*,Haag,1913),第 52 页及之后。

② 　[阿杜代表的更可能是赋予生命的龙,也就是那伽(*naga*),或者说神秘的"鳄鱼",据信能够通过恢复缺失的生气,使人摆脱疾病,恢复健康。]

　　我之所以要用一定的篇幅来讨论澳大利亚、波利尼西亚和印度尼西亚的医药，是因为这三个地区的文化和美拉尼西亚文化有特别的关系。美拉尼西亚、波利尼西亚和印度尼西亚有时被统称为南岛（Austronesia），除了极个别例外，这一区域的民族所讲的语言属于一个彼此很接近的语族，而且很多其他实践也是一致的。因此人们可以预料，他们的医术以及医术与巫术和宗教之间的关系，都应该有相似之处，事实也确实如此。至于世界其他地方的医药，我就不可能讲得同样详细了。

印　度

　　与其发达的文明相称，我们所了解的印度的药典包罗甚广，而且其外科传统让欧洲多次受益。欧洲的鼻整形手术即是从印度学来，而最早的催眠状态下的手术在很大程度上是靠着埃斯代尔 * 在印度实行这一类手术的经验。

　　不过就是这样一种相对发达的医术，似乎也是公元 5 世纪的印度医学退化的结果，而退化的原因显然是旧有的当地医术逐渐压倒迁入民族引入并发展的医术。不过就算是在其巅峰时期，由具有教士地位的婆罗门种姓成员施行特别的医术，也表现了医药与宗教的紧密关系。目前在实行治疗的时候频繁采用的程式，显示了医药和宗教的紧密关联，哪怕是在文明程度较高的印度人群中，也是如此。

　　在社群中较落后的人中，医药和宗教的联系就更加明显。当前的印度民间医药依据的主要信念，就是疾病乃是精灵附体，而印度医药史的研究者则认为在其最初阶段就以附体为特征。

　　既然生病是因为精灵附体，那么治疗自然就是要解放病人，所以正像我们所预料的那样，驱邪仪式在印度医药和宗教中有着突出的地位。印度也同样存在因犯下过失而被惩罚生病的观念，祖先的魂灵和神明都可以因为被人冒犯而让其生病。

　　不光是现世的冒渎行为会遭到生病的惩罚，轮回的理念认为前世的不

---

　　* 　埃斯代尔（James Esdaile），苏格兰外科医生，曾于印度施行催眠状态下的手术。——译者

敬也会让人生病,需要用宗教苦行来补救。

印度有一个叫作托达(Toda)的民族,其文化有许多奇特之处,展现了医药和宗教分化的一个很有意思的阶段。医士和教士的分工泾渭分明,但是前者的治疗措施和后者的敬神宗教仪式却很相似。[①]

中国和日本

70 中医在许多方面和我们的中世纪医药很相似。其主要基础理念是生病的原因是人体血液、体液和生命之气的正常平衡被扰乱。主要的诊断方式是对脉搏的精细检查。

在治疗方面,中医的药典非常广泛,有一位作者就描述了不止 1892 种药。[*] 动物制品很多,并经常采用艾灸、针灸和按摩。

和医基本是引自中医,特征也和后者非常接近;不过自 16 世纪起,一些医生为其提供了更为理性的基础。

非　洲

和我们已经介绍过的世界其他地方一样,在非洲人们认为疾病的来源也包括人为和精灵作用,不过几个非洲民族关于自然原因致病的信念,比南岛民族在程度上要强得多。

人为致病的信念一般以交感巫术的形式出现,据信通过对某人某个部分施法,可以让他生病。对巫术的信念在西非更为显著,而且尼格罗人可能比班图人更为典型。

据信能让人生病的精灵有好几种,但最重要的还是亡灵。有的地方,普71 通人和酋长或者国王的亡灵也不一样。也存在与疾病有关的神明,而且和世界其他地方一样,流行病经常被归因于这些神祇。

---

① W. H. R. 里弗斯,《托达人》(*The Todas*,London,1906),第 271 页。

* 此处指《本草纲目》。——译者

最常见的致病形式是附体，但是在西非，人们相信生病是因为灵魂或者生命元气离开了躯体。

亡灵和其他精灵让人生病的原因，据信是因为该人违犯了某个禁忌，或者忘记献祭、扫墓，或者没有举行某个仪式而被精灵认为是大不敬。如果一个孤儿的亲属没有让他获得应有的社会地位，孤儿父亲的亡灵就会让这些亲属生病。

如果认为生病的原因是精灵附体，那么要治病自然就要驱邪，其方式可以是直接祈求精灵或者神明，不过更常见的是依靠以某种方式制备的物件所具有的魔力，这种对物件的崇拜是非洲文化非常典型的特征，以至于"拜物教"（fetichism）这个字眼被宽泛地用来指代整个非洲宗教。一种常见的拜物形式是将各种物质填入公牛角，并通过某种仪式赋予其功效。另一个常用的模式是通过仪式将疾病或者说让人生病的精灵转移到某个别的东西上，比如一棵树、一只动物或者另一个人。在最后这种情况中，人们认为将病人的一个泥像和其身体接触，就会使令人生病的精灵转移到泥像中。将这个有灵的物件放到路边或者其他什么地方，精灵就会进入下一个路过者的体内。[①] 这个方法和巫师作祟让敌人生病的巫术很接近；区别是非洲人的企图不一定是恶意的，让路过者生病只是为了解脱病人的病患。

在某些情况下，诸如妇女在怀孕或哺乳期间通奸之类的冒渎行为招致疾病，人们认为唯一的治疗方式是忏悔和净化仪式。[②]

用来防病的护身符在非洲医药中占有重要位置。护身符和用来祛病的神物经常有相似之处。

有几个非洲民族似乎具有某种形式的气候或其他自然条件导致疾病的观念，相应的治疗是纯医药性质的，完全没有宗教成分，不过这些疗法通常更接近中世纪的做法，和我们现在的医药差别很大。有几个班图民族发展了这种真正的医药技术，不过水平最高的是马塞人，[③]据说他们从来不认为疾病是因为精灵作祟，也很少将其归为人力施为的结果。我们只听说有一

---

① 　J. 罗斯科（J. Roscoe），《巴干达人》（*The Baganda*，London，1911），第 344 页。

② 　同上书，第 102 页。

③ 　M. 默克（M. Merker），《马塞人》（*Die Masai*，Berlin，1904），第 174 页。

种病,也就是阴囊象皮病,被认为是对病人过失的惩罚。

除了与巫术和宗教密切相关的祛病模式,大部分非洲民族也采用一些人人都会的家常药方,或者一些需要必要技能的人才能施行的治疗措施,但是这些人和举行巫术或者宗教仪式——同时兼有医药功能——的巫师或者教士还是有很大区别的。这类疗法中包括拔罐放血、按摩、各种外科手术,以及很多内服药。

在马塞人中,内服药是人人都知晓的,只有外科手术程序是由专门业者执行的。在非洲的一些地方,一个人可能因为成功治疗某些形式的疾病而闻名。和在美拉尼西亚发现的情况一样,尽管这里已经出现医药职能的分化,但其发展趋势经常并不是朝着从巫术和宗教中独立出来的方向,甚至可能正好相反。

美　洲

该大陆是医药和宗教之间亲密关系的范例,二者的结合到达了如此程度,以至于大部分通常是繁冗的宗教仪式的主要目的都是治病。

北美洲存在着人为作祟使人生病的信念,但是没有在世界其他很多地方那么重要和普遍。这种致病方式的作祟者除了和疾病打交道之外通常还有许多其他职能。

更普遍的是把疾病归为亡灵或者精灵作祟,他们要么就是单纯使坏,要么就是因为受害者不小心冒犯了他们,尤其是违犯了关于食物的禁忌,或者未能遵守与婴儿出生、青春期、月经和性交有关的惯例。

关于致病模式的最常见的信念,是将其归因于某种邪恶之物进入人体,这种邪恶之物显然主要是某种精灵之类,不过经常被物化或者人格化。经常被认作直接病因的物件可以是一块骨头,也可以是一只动物,可能小到一只肉虫或者昆虫,大到一头熊或者水獭。一个不那么常见的关于病因的信念和我们在其他地方看到的一样,就是认为生病的原因是丢了灵魂,或者一个人拥有的若干灵魂之一。生病也可能被归因于自然因素,比如月亮或者风的作用。

　　和其他地方一样，在美洲疾病的主要处治方式也是其病因信念的逻辑结果，由各种驱邪仪式组成，用咒语、铃鼓声以及其他方式祛病。在其他例子中，人们用吮吸的方式或者其他戏法，把物化的疾病从病人体内抽出来。如果生病是因为丢了灵魂，就由医士将其找回来。和印度尼西亚以及美拉尼西亚的情况类似，人们有时候相信医士的灵魂会离开自己的身体去找回病人的灵魂。在纳瓦霍和阿帕奇这两个医药方面高度发达的普韦布洛印第安社会中，社会全体成员都参与旨在恢复病人健康的仪式，由病人支付全部仪式费用。

　　这些治疗路线显示了医药和宗教的密切关系，除此之外，人们也采用一些其他措施，包括内服草药、放血、烧灼、敷膏药、按摩以及蒸汽浴。

　　在西班牙人征服墨西哥和中美洲的时候，居住在这些国家的文明民族 75
施行的医术，大体上和美洲其他地方的类似，不过更加发达。

　　阿兹台克人的医药记录最完备，他们一般把疾病归因于神明，不过偶尔也觉得是巫师作祟。人们经常觉得病人生病是因为犯了过错，一般是违背仪轨。有的神明是专门让人生病的。在墨西哥不但有让人生病的神，还有专门治病的神，其中一位是草药女神，还有一位发现了松节油的疗效。

　　既然生病是神明在搞事，诊断和预后也就常常采取卜筮的形式，依靠在镜子或者水中占卜，或者开解绳结来预测病情的发展。治疗手段包括一部丰富的药典，以草药为主，同时也广泛采用放血、蒸汽浴和按摩。驱魔仪式也被使用，这个先进民族中也有医士假装从病人体内吸出卵石或者其他物件的治疗方式，后者据信是被人或者什么精灵植入病人体内使其生病。

　　疾病还能从一个人转移到别人身上。人们把面人放在路边，指望它能进入下一个路过者的身体，这和我已经提到过的西非的做法非常类似。

　　中美洲现在的野蛮民族也采用类似的方法。尼加拉瓜莫斯基托（Mosquito）印第安人中的一个部落有一个特殊的习俗，让六个人尽量多吃，尤其 76
是吃绿龟。

　　南美洲的很多地方都有显著的人为致病的信念。在英属圭亚那，所有疾病都归于巫师作祟，因为他下咒而导致的一种疾病由一类专业人士负责处治,后者装模作样地把巫师塞进病人体内的物体取出来。①

　　秘鲁印加人的药典丰富,并且实施静脉切开术,但是我们不知道他们的宗教仪式与健康和疾病联系的程度是否和阿兹台克以及玛雅人的情形一样。智利的马普切人(Mapuche)②的教士分两级,其中一级也充当医士,而外科手术则是由另外一群专业人士操刀。据说那些医士兼教士和作祟致病的精灵有关。马普切人采用多种草药以及静脉切开术、按摩和蒸汽浴。

对于病因和处治的类似观念

　　以上的综述尽管简短,也足以表明全球不同地区关于病因和应对措施的信念,在总体上存在很大的相似性。如前所述,大部分人类社会的研究者都曾经认为这些相似之处,反应的是人类心智应对环境机制的普适性。人们认为这是进化过程中的相似性的范例,源于进化过程的铸造机制和铸造材料的相似性。只有当这种相似之处出现在两个尽管相距甚远但是确有接触的相邻民族之中时,人们才习惯性地将其解释为文化从一个民族传播到另一个民族。除此之外,这些相似之处都被认为是独立产生的。这一观点目前③仍然很流行。其倡导者认为,如果这些相似之处是源于文化传播,就需要假定在人类文化早期能够在全世界自由迁徙,广泛散布物品和习俗,而这是很难想象的。我觉得可以考虑彼此对立的两个观点,一个认为这些相似之处是源于文化传播,另外一个则认为是独立起源过程的结果。

两个对立的观点

　　首先我要指出的是,疾病现象在多大程度上支持独立起源说。人类文

---

　　① E. 图尔恩(E. im Thurn),《圭亚那的印第安人》(*Among the Indians of Guiana*,London,1883),第 29 页及之后。

　　② O. 艾希尔(O. Aichel),《医药史档案》(*Archiv für Geschichte der Medizin*),1913 年,第六卷,第 161 页。

　　③ 指 1917 年。

化中很多被认为是独立起源的相似之处,都关系其所处环境的特征,而这些特征在各处千差万别。在地球的不同地方,太阳的运行、季节的特征和流转都大不相同。在自然界中,在植物每年的荣枯、陆地和海洋的自然面貌里,也可以看到同样显著的差别。如果不同地方的人类的心智是一样的,那么物质环境的差别理应导致人类习俗的多样性而不是一致性。在自然环境迥异的不同地方,人们对于太阳、季节、植物和其他自然状况却有着类似的反应,这使得独立起源的倡导者一开始就遇到严重的困难。① ₇₈

　　在直接涉及人类自身的时候,倒是没有这个上来就遇到的困难,或者说困难程度要小得多。出生和死亡的现象在到处都是一样的。在这个问题上,独立起源说的信徒遇到的困难,是如何解释人类对其自身生命事件的应对模式中表现出来的显著多样性。

　　拥有先进知识的我们,知道世界不同的地方的疾病是相当不同的,然而处在发展的原始阶段的人类,关注的是症状而不是疾病本身,或者更严格地说,相对我们而言他们更关注症状。疾病的主要症状,疼痛、发烧、消化不良、肿胀、溃疡和出疹,在各个地方都是一样的,形成一组天然类似的表象,使得疾病成为独立起源说倡导者最好的机会。如果他们不能证明人类应对 ₇₉ 疾病方式的相似之处乃是独立的发现和发明的结果,那么在其他问题上就更难成功。

两种截然不同的病因信念

　　我只能简短地讨论一下本书中呈现的材料所显示的两个问题,来阐明我们在这个题目下面临的局面。

---

　　① ［最近一些民族学家,尤其是美国的民族学家,提出了一个有意思的观点来回避他们声称的人类反应的一致性带来的逻辑困难。他们并非有意要放弃习俗和信念的独立发展说的教义,但是却指责我们这些对其看待事实的方式的持批评态度的人,说我们夸大了相似性,并毫无说服力地认为这些相似之处乃是表面假象。这些人可能忘记了,他们自己支持倡导的人类心智作用之相似性理论本身所依据的假设,就是这些相似之处的真实性和根本性。最近几年克拉克·威斯勒(Clark Wissler)博士在其《北美平原印第安人》(*The American Indians*)以及 D. S. G. 莫里(D. S. G. Morley)博士在其《科潘铭文》(*The Ruins of Copan*)中都采用了这一奇怪的争论方式来批评我。］

前面给出的全球不同地区关于疾病的信念和做法的简述,展现了某些习俗的不同分布情况,正是这些习俗将医药和巫术以及宗教紧密联结在一起。

灵魂——或者部分灵魂或者若干灵魂之一——离开身体而生病的信念,似乎只存在于印度尼西亚、巴布亚-美拉尼西亚和美洲。我们没听说在亚洲有这回事;在西非虽然人们也可能把生病归因于灵魂或者元气不在了,这种信念似乎并未导致像我们在印度尼西亚(或者在美洲,不过没有那么发达)发现的那种有组织的系统操作。

在另一方面,印度和非洲盛行附体致病的信念。这两种信念,一种认为病人是因为身体上多了什么东西而生病,另一种则觉得是因为少了什么东西,多少是互相对立的。① 如果疾病现象在全世界都一样,而且信念和做法的相似之处是因为人类心智的一致性,为何人们会产生这些非常不同的信念,这些信念的分布为何有各不相同?

独立起源的倡导者可能会指出印度尼西亚的疾病有某些特性,或者该地区居民与环境的关系有些与众不同,使得他们非常重视灵魂的离体,而印度和非洲的民族则未能有此发现,或者他们虽然相信灵魂离体会让人生病,但是并未将其作为治疗体系的基础。

更难解释的是这些截然不同甚至对立的信念为何能在同一个民族中共存,就像北美洲的情况那样。如果按照大多数美洲民族学研究者的看法,认为该大陆的文化是完全独立地发展出来的,我们就很难想象会有两个如此不同的对于疾病本质的认知模式。把两个观念共存的现象解释为民族间接触和文化融合的结果,要自然的多。

我们还发现,灵魂离体治病的信念,在美洲大陆西部尤其常见,并且更受重视。西海岸正好和该信念盛行的大洋洲隔洋相对,这使得前面的解释显得更加符合逻辑。这一关联中非常有意思的是桑吉斯人(Songish)中存在的情况。他们的妇女可以治疗除了灵魂离体之外的其他原因造成的疾病,但是丢失的灵魂只能由一个特殊的萨满阶层的人找回。

①　这两种互相对立的信念有的时候也可能会结合起来。比如西非讲埃维语(Ewe)的民族认为,当一个人的灵魂离开其身体的时候,一个游荡的孤魂可能乘虚进入该躯壳,从而导致疾病。A. B. 埃利斯(A. B. Ellis),《埃维语诸民族》(*The Ewe-speaking Peoples*,London,1890),第 107 页。

"家常"小病的处治

我要阐明的第二个问题,来自于许多民族的家用处方与那些只有或者应该只有特殊资格的人才能使用的处治措施的不同之处。在前文中,我已阐明美拉尼西亚和新几内亚的民族应对疾病的方式是其病因信念的自然结果。一旦我们了解美拉尼西亚人或巴布亚人的疾病理论,就能看出他们的诊断和治疗措施只是其理论的逻辑结果。那些表面看来毫无意义甚至是荒谬的做法,不过是这些民族关于疾病本质观念的自然结果。不过我也指出存在例外。而最明显的例外就是那些任何人都可以施用,而不需要求助具有特殊资质的专业人员的处治措施。

这些处治措施和我们所谓的"家用"处方非常类似,在得了小病,或者大病初起还没有让人意识到严重性的时候,任何人都可以采用这些措施。就像我们只有在家用处方失灵,或者眼见病情严重的时候才会去找医生一样,美拉尼西亚人、巴布亚人和其他低等民族,也只是在自己的家用处方失灵,或者病情严重需要更有力措施的时候才会去找巫师、教士或者医士。

这些家用处方的性质,在新几内亚东北的卡伊人那里得到了很好的体现。我已经在本书前文第19页及之后,详细描述了卡伊人基于灵魂或灵魂之物离体信念的冗长而繁复的仪式。除了涉及巫师或医士行为的方法外,卡伊人还使用一些似乎与灵魂之物的概念无关的疗法。他们会把苏铁树的果实磨成粉用其树叶包住,做成粗陋的膏药敷在伤口上,还认为其他一些树叶或者树皮对伤口也有疗效。

放血几乎是一种通用的疗法。人们认为新鲜的伤口要尽量放血,不然的话就永远不会愈合。坏血会流走,好血则会留在身体里。治疗头疼的方法是在前额上割一切口,使用的器具以前是黑曜石的,现在则用玻璃的。对付鼻黏膜炎,则用一根小棍捅进鼻孔,让其流血,不是鼻子的病,也可以用这种办法放血。医士也对产生疼痛的身体各个部位直接放血。

对于胸痛并发呼吸困难,人们使用一种荨麻击打胸部,这种疗法也用来去除长途跋涉或者重体力活之后的肌肉疼痛。治疗风湿疼痛的蒸汽浴利用烧热的石头,将其搁入地上挖出的坑里,上下都盖上树叶。疼痛的部位被暴露在树叶产生的蒸气里,或者把滚烫的石头放进装水的椰子壳里,也能产生蒸气。有的时候也采用揉捏按摩。还有一种治疗外耳道闭塞引起的听力丧失的方法很有意思。人们把一只小金龟子放进耳道里,可能一直放好几天。这个用来清理凯瑟所谓的巴布亚人耳朵的藏污纳垢之所的方式,拒信可以相当有效地恢复听力。

就这样,新几内亚的低等民族采用了在全球广泛分布的五种处治模式,不过形式多少有些粗陋。这五种模式是敷膏药、放血、按摩、蒸汽浴和反刺激。另外这些做法并不属于以人力或者精灵作祟致病信念为根据的疗法系统,尽管该民族非常相信这些。

对于卡伊人采用的每一种措施,人们都可以轻易指出其被偶然发现的可能性。但是发明的总体历史表明,新发现并不是这样产生的,而是由其诞生环境的物质和社会条件直接决定的。就算发明是偶然产生的,也很难认为未开化的野蛮人能够独立而偶然地发现我们自己的中世纪和现代医药中的五种程序。

如果要把巴布亚人的这些做法说成是独立起源的,就需要证明它们的基础是关于病因的一套信念,而我们恰恰就是做不到这一点。卡伊人有一套明确的关于病因的信念,对应一套明确的处治系统,但是该系统并不包括我刚刚描述的这些疗法,而且看起来也没有可能证明这些疗法和关于病因的主流信念有什么关联。

上述实践的起源

我在本章给出的世界其他地方的医药状况概述,表明卡伊人的情况在全球的低等民族中是普适的。我们发现这些民族施行的静脉切开、拔罐、按摩和蒸汽浴等,并不属于其疾病观念中最显著的宗教和医药融合体。施行这些措施的,并非以各种方式结合教士和医士职能的某个特殊阶层的成员,而可以是任何人,或者是通过自己的实践和能力,以掌握相关技艺闻名的人,而不像紧密结合医药和宗教的仪式那样,需要特别的入门程序才有资格举行。在很多情况下甚至是由妇女来施行这些处治方法,而妇女一般是被严格排除在医药-宗教仪式之外的。

地球上大部分采用放血、按摩和蒸汽浴的民族,其动因肯定不是他们关于疾病的主流想法和信念,这些想法和信念决定了他们面对疾病的主要行为。如果这些措施是在全球各处独立发生的,那也不是从围绕疾病的巫术-宗教氛围中生长出来的。只能认为这是对这一宗教气氛的反抗,是该民族主体对一种疾病观的反抗运动,这种疾病观是规范这个民族针对疾病和其他自然现象的信念系统的一部分。如果单独考察每个习俗,它们可能支持 ⁸⁵ 独立起源说,但是该学说的反对者得到的一个有力支持,就是这些习俗与决定低等民族疾病观的信念系统都没有关系。

当然独立起源说的倡导者还可以说,像新几内亚的放血和蒸汽浴这样的实践,只是一个一直被巫术和祭司体系完全控制的民族朝向理性医学发展的开始。他们也许会说,这些处治措施的原始形态是很自然的,因为它们不过是后来产生我们目前这样的完备疗法的思维潮流的最初产物。为了回复这种论点,我现在只想提出一个建议。

尽管我们觉得自己的文明水平很高,但是它也未能让我们自己发现美拉尼西亚人和巴布亚人的那些实践。根据独立起源论者的说法,这些实践应该是他们自己发现的。我们自己的放血和反刺激是从希腊人和阿拉伯人那里学来的,按摩来自法国或者其他欧陆民族,而蒸汽浴则来自土耳其和俄国。让我们如此自豪的文化,其自身并未生发出这些治疗技术,所以我们只能通过与其他民族的接触融合获取它们。如果非洲、亚洲、大洋洲和美洲的这些做法是独立起源的,就必须承认居住在这些大陆和岛屿上的野蛮民族不知怎么地能够发现这些技术,而我们虽然自认比他们高级得多,却只能从其他民族那里学习。

第 四 章

87   在上一章里，我就医药、巫术和宗教的复杂关系引发的问题而言，对民族学当前的状况作了一些介绍。可以看出在全世界范围都存在显著的相似之处，不仅是那些紧密结合了医药和巫术以及宗教的做法，而且那些与巫士和教士的做法并存的家用或者严格意义上的医药处方，也是如此。现在亟需解决的问题，是这些相似之处是在全球各处独立发生的，还是在某处发展，然后通过民族迁徙传播到目前分布的地区。

在上一章里，我阐明了独立起源假说在解释这些相似之处时面临的困难。在美洲或多或少是相互对立的两个病因信念并存，低等的巴布亚人的家庭处方和其疾病理论缺乏逻辑联系，这些都很难用独立起源说来解释，但是如果早期人类在地球上的迁移比之前假设的更加广泛，就不难理解。

88   不过提出文化传播的案例是一回事，证明其在人类文化历史上的重要性则是另一回事。要完备地解释人类文化的相似之处，必须能够指出这些相似做法的起源地，及其迁移传播者的身份和路线。作为开始，今天我来简单介绍一下民族学目前采取了哪些方法，来研究上一章中摆出的事实所引发的问题。

问题的解决方法

想要了解人类历史上医药、巫术与宗教之间关系的各种变化，首先需要注意的一点，就是不能只盯住想要搞清楚的具体主题。人类的社会生活异常复杂，其各个组成部分构成了一个内部相互交织的结构，在我们研究的低等文化的例子中，尤其如此。所以要了解部分，必须考虑它和整体的关系。

数字的重要性

为了阐明这一主题,我们可以先看看涉及数字的一类医药实践。某些民族习惯将其治疗措施重复一定的次数,这个次数可以是三、四、五、七等。第二章(见第 33 页)中给出了所罗门群岛中的埃迪斯通岛上的一个突出的例子。在该岛上,一项治疗一般持续四天,有的时候是连续四个月,每月四天。 89

这种对数字四的强调,在医药实践中绝非独此一家。古埃及人也有四天的疗程,在北美的切诺基人中,正常的疗程也是四天。①

古埃及、所罗门群岛和北美的这个突出的一致性,究竟是文化散播的结果,还是这三个相隔甚远的地方各自独立选择了四天的周期,仅仅研究医药本身是无法回答的。在埃迪斯通岛和北美,不只是医药仪式以四为周期,一系列广泛的医药、巫术和宗教仪式都强调数字四的重要性。在这两个地方,为期四天的疗法只是格外看重数字四的一个表现。

一项更广泛的调查研究表明,尽管我们没听说过印度尼西亚有为期四天的疗法,这个数字在宗教仪式以及和疾病有关的仪式中都非常重要。在尼亚斯岛上,往一个病人面前放上一个阿杜,把他隔离起来,隔离的时限也是四天。在年轻人修习宗教职能的入门程序中,锣的正确使用方法以及恰当的套话,教导时间都是四天。在另外一个方面的习俗中,人死后食物要放置四天,供其鬼魂享用,这四天期间人们不得进入稻田。此外,在远隔重洋的希腊和日本,都有明显的四分法。对于希腊,人们都知道其四元素和四种体液的理论。埃及、埃迪斯通岛和北美存在的为期四天的疗法是传播的结果,还是独立起源的,这一问题不过是另一个宏大得多的问题的一部分,后者也就是埃及、希腊、印度尼西亚、日本和所罗门群岛以及北美,是否在地理、气候或者其他特性上有某些相似之处,使得其居民格外重视四这个数字,还是该数字在世界某处开始被赋予某些宗教意义,并作为移民文化的一 90

---

① 　J. 穆尼(J. Mooney),《美国民俗学期刊》(*Journ. Amer. Folk-lore*),1890 年,第三卷,第 48 页。

个元素被传播到其他地方。①

重合分布判据

在民族学家试图构建人类习俗历史体系的主要方法中,显然需要对上面提出的问题进行广泛而详尽的研究。而其中一个主要手段就是重合分布(common distribution)判据。在地球上标出两个没有发现存在自然关联的习俗的分布地域,如果二者重合,而又无法解释为气候或者其他地理条件的一致性,那么就可以认为这两个习俗是在世界某地产生之后通过人类活动传播开来,活动的方式可能是迁徙或者贸易。②

太阳崇拜和建立巨石阵没有自然的关联。如果我们发现二者在世界上一些地方并存,在其他地方都不存在,那么二者各自独立起源的说法就比较缺乏说服力。如果这样重合分布的习俗远远不止两个,那么独立起源说就更加不可信。

遇到的一些困难

我们现在刚刚开始设法解开人类文化的密网,厘清其各个组成部分的线索,将各个文化元素与明确的人类活动联系起来。当前的任务是明确我们应当采用的原则以及这些原则的利用方法。本章的主要任务,就是阐述在利用重合分布作为文化传播的判据时遇到的一些困难。

如果文化是在某处起源,然后被带到全球各处,证据链是不可能没有缺环的。有的文化元素可能在某处未能立足,有的元素可能在另外一处无法扎根;某些文化可能在新的地方改动得很厉害,几乎看不出和根源文化之间的关系。所以一开始我需要提出一个原则来指导我们考察这类消失和改动。然后考察该原则能否被用来研究一小类治疗和卫生习俗。

————————————

① [到了本讲座之后的 1918 年,里弗斯医生才认可了埃及为人类文明起源地,之前经过了三年的讨论和对证据的严格审查。]

② [可能说利用(exploitation)更为贴切。]

我已经提到过,一项医药实践在传播到新地方的时候可能失去其治疗特征,变成当地土生巫术和宗教崇拜的一部分。在另一方面,一个在其发源地本来是巫术或者宗教性质的实践,在被引入新地方的时候也可能被作为疗法使用。

指导原则的建立

当一个文化被移植到新的地方之后,可能发生的过程如下。只要被移植的文化元素与新环境的物质和文化本质能够和谐共处,它就比较容易立足,而一旦立足,它又倾向于朝着更加适应吸收它的本地文化的方向改动(modified)。这一命题包含两个部分。一个是新文化元素能否在新的地方生存;另一个是在成功立足的情况下,改动的程度有多大。

影响文化元素移植成败的因素

物质条件往往不利于习俗的引进和文化复合体的形成。比如土质不合适可能导致陶器的缺失,缺乏岩石可能造成巨石阵的退化,使其形式上和世界其他地方的巨石阵类似,但是尺寸上差得很多。

不那么明显但是同样重要的是引入的新的文化元素面临的社会环境特征。如果环境非常不利,新引入的实践就算能够立足,也会遭到本地思维和行为倾向的抵制,很快枯萎消亡。美拉尼西亚和波利尼西亚这两个地区在采用严格意义上的医疗实践方面,有着显著的差别,可能就是因为二者社会环境特征迥异。和波利尼西亚人比起来,美拉尼西亚人更经常地采用与文明民族类似的医药和外科疗法。在波利尼西亚,就算存在严格意义上的医药和外科实践,也往往有证据显示它们都是最近引入的。这两个民族地区的这一差别,成为一个突出的问题,无论是文化传播还是独立起源假说,初看起来都很难解释。和美拉尼西亚人比起来,波利尼西亚人无疑智力更高,如果用我们自己的文明作为标准,波利尼西亚文化的发展水平明显超过美拉尼西亚文化。如果认为世界的这一隅的所有医药和外科疗法都是独立发现的,就很难理解为什么智力和文化更高的民族反而在这些发现上落后于对方。

在另一个方面,从传播假设的观点,也会遇到一个非常有意思的问题。要让该假设成立,就必须找到理由解释为什么更低等的美拉尼西亚人在采纳医药和外科实践方面,比更加文明的波利尼西亚人更为彻底。我认为,采用我刚刚阐述的原理,理由是很明显的。

我们已经知道,波利尼西亚人的特点,是其生活高度宗教化。人们认为疾病完全是神或者其他精灵作用的结果,治病主要地,有时甚至是完全地,是靠恳求这些更高力量。另一方面,在美拉尼西亚,人们认为疾病要么是人力直接施为的结果,要么是多少被人指引或者控制的精灵作祟。

让我们设想一下,当一种医药或者外科实践被引入这两个民族之后,会发生什么样的过程。哪一个民族会更加衷心地接受新做法,哪一个文化的信念和情绪有利于新习惯的养成,答案应该都是毫无疑问的。

不管一个医药系统的基础多么符合自然规律,实际上其成效肯定依赖于个人技术和人为因素,而专业人员和病人对这一点更是深信不疑。如果在我们中间情况就是这样,那么一个对我们所知的自然规律一无所知的民族,对于外人带来的医药或者外科治疗术,岂不更是如此?这个民族肯定会把施行疗法之后的成效归功于给他们带来该疗法并亲自施行的那个人。他们在评估新疗法的价值的时候,会觉得人为因素很重要,以至于将新疗法和本地涉及人为作用观念的实践归为一类。而在另一方面,对于笃信高级力量作用的民族,这种疗法就不受欢迎,甚至可能被当作企图违背神明意志的大不敬行为。

如果在某些疗法被引入大洋洲的时候,美拉尼西亚人和波利尼西亚人之间的区别就如同今天的情况,或者大致如此,那就可以解释为何更低等的民族反而更多地采用严格意义上的医疗实践。这一例子表明了一个新引入的医疗实践能否存续,取决于当地文化的特征,以及这些实践适应当地人信念和情绪的程度。

放血疗法在东方的分布提供了一种不同的例子。这种疗法的形式包括静脉切开、拔罐和用水蛭吸血,在印度很普及,但是在中国却几乎不存在,尽管后者的若干医疗技术已知是来自印度。那些记录了中国没有，或者极少施行放血术的人，注意到其根源在于中国人厌恶流血的民族特性，而这也是中医的外科水平低下的原因。中国有不流血的干拔火罐，这让人觉得那里的相关技术很可能是引进的。如果认为干拔火罐的做法是中国自己发展的，就必须承认这样一个令人难以接受的说法，那就是这样一个厌恶流血的民族，几乎完全不知晓在其他民族那里非常普遍的放血疗法，却能够发现一项高度专业化的，在其他民族那里都和放血紧密相关的治疗措施。

96

另外还有一个证据显示放血技术是传入中国的，那就是水蛭在那里也被用作医疗目的。人们有时将其用于子宫颈以引发流产。

中国缺失或者极少有放血的做法，但是存在干拔火罐和水蛭的医疗用途，这有一个自然的解释，那就是印度的各种放血形式都被传入中国，但是因为与中国人对血的信念和情绪冲突，所以不受欢迎；而干拔火罐的做法不流血，所以成为中医疗法的重要部分。

外来做法被引入后的改动

现在我们转向主题的第二个部分，也就是被引进的做法，在当地的物质和社会环境的影响下发生的改动。在一开始，我想先考察社会生活的其他领域中发生的这种改动过程的几个例子。

外来的做法在被引进后发生改动，在整个人类文化中都有发生。任何一个文化元素，不管是一个词语、语法形式、宗教实践、社会习俗，还是一个物质对象，在从世界的一个地方传到另一个地方的过程中，总是倾向于发生一些变化，在新的地方不再会是老样子。

在语言领域，这一现象显而易见，无需赘述，尤其是我们英国人，话语中充斥着和我们本身的盎格鲁-撒克逊基础截然不同的外来词汇。我们可以先看看由于战争的缘故最近被引入英语的外来词汇。目前新引入英语的法语和德语词汇，不但语法形式和本来不同，读音的变化更大，而且还有了新的特别意义，有时候其形式变得连最权威的语言学家也很难追溯其根源。法语的 il n'y a plus 在大不列颠士兵那里变成 napoo 就是一个很

97

好的例子。*

  另一个转变的突出例子是装饰艺术。一种艺术表现模式在进入新地方的时候总是会发生某些变化。一个国家的艺术和人类社会的所有其他产物一样，会被样式化（conventionalized），遵从明确的规则和标准。任何一种新的艺术形式都不能免于样式的影响。比如一个引进的人类基本图案，可能被样式化的几何艺术所吸收同化而发生转变，以至于在最终产物中无法看出人类形态，除非有中间过渡形态提供其根源和转变过程的线索。①

  我在上面用语言和艺术的例子阐述的外来文化元素的转变，其准则也适用于组成医药技术的实践和信念。医药和外科实践从世界的一处到另一处的传播，不可能是一成不变的。不但会有改动、发展和简化，而且可能发生很大的变化，如果见不到转变过程的中间阶段，就很难认出变化的结果，98 而这个结果可能都已经不再是医疗实践了。

外来引进实践发生改动的可能例子

  现在我们可以来考察几个例子。这些例子中，一些我认为是属于外来引入的实践看来都经历了改变。正像我已经指出过的，科学地阐明这些变化，只能是一个逐渐的过程，以广泛的研究为基础，不可能在这里完成。我今天的目的，仅仅是提出一些适合作为此类研究主题的医药和外科过程。

放　血

  首先我将考察刚刚谈到过的中国人对于放血的态度所引发的一个可能。我们看到，尽管在中国人们很少进行放血，但是与放血关系密切的干拔火罐在中医中却占据着重要位置。这就引发了一个可能，也就是干拔火罐

---

  * 法语 il n'y a plus 原意为"没有了"，而英军在"一战"期间用 napoo 表"死了、完蛋了"，拼写、读音和意义都有所变化。——译者

  ① W. H. R. 里弗斯，《英国科学促进会报告》（*Rep. Brit. Assoc.*），敦提，1912 年，第 599 页；《美拉尼西亚社会史》（*The History of Melanesian Society*，Cambridge，1914），第二卷，第 374 页。

是中国人因为厌恶流血而对湿拔火罐做了改进的结果。也有可能干拔火罐本身并非中国人发明，而是和其他已经被中国人放弃的放血疗法一起引入的。到底是哪种情况，需要广泛的调查才能回答，不可能在这里完成（在这里我可以指出，这一调查几乎肯定会告诉我们，干拔火罐的做法并非中国人的发明）。

频繁地采用放血作为一个宗教仪式，也显示该实践经历了改动，不过改动的是目的，而不是方法。在世界的很多地方，通过割口或者浅划放血是宗教仪式的一部分，而在其他地方则是与悼念死者或者其他社会实践相关的 99 习俗中的一个特色，这些社会实践可能有宗教意义，也可能没有。问题在于这种形式的放血和医疗目的的放血有无关系？我们知道有若干证据显示二者之间的联系。比如在波利尼西亚，用深割和浅划的方式放血作为医疗手段主要是在西部群岛，比如萨摩亚，而在东太平洋就不那么流行。这两个区域的宗教用途的放血也有类似的差别，在太平洋西部比东部流行得多。医疗和宗教用途的放血行为在太平洋上的重合分布，显示二者之间有着确实的关联。可能的情形是放血作为一种医疗实践被引入宗教氛围浓厚的波利尼西亚，成为宗教仪式和普通社会习俗的一部分，同时延续了其医疗用途。

按　　摩

按摩似乎能很好地体现医疗实践被引入新环境后发生的改动。我曾在其他地方[1]提醒大家注意这一可能性。所罗门群岛中的埃迪斯通岛上的土著使用的一套动作，和我们的按摩非常接近。如果只是粗粗一看，不仔细考察的话，肯定会被认为相当于我们自己的按摩手段。但是调查却显示在某 100 个例子中，埃迪斯通医士的操作的目标是想象中的待在病人体内的章鱼，而在其他例子中的目标则是要从病人体内抽取出某个非实质性的物体或者成分，后者据信会导致发烧和其他形式的疾病。

---

① 《国际医学大会会刊》（*Proc. Internat. Congress of Medicine*），伦敦，1913 年，第 23 册，第 139 页，重印于《心理学和民族学》（*Psychology and Ethnology*，London，1926），第 57 页。

在和美拉尼西亚人在文化上有很多共同之处的波利尼西亚人中,存在真正的按摩,这使人相信,所罗门群岛的上述这种操作与按摩有着明确的关系。在萨摩亚存在两种按摩形式,分别有特殊的名字。[①] 所谓的米里米里(*milimili*)是用手指尖轻柔地抚摩,而另一种称为罗米罗米(*lomilomi*)的则采用和我们的按摩类似的揉捏动作。两种形式都被用来消除疼痛,恢复气力。

在汤加群岛,能看出存在三种不同的操作。[②] 称为米里(*mili*)的采用抚摩动作;佛它(*fota*)是按压形式;第三种称为突吉突吉(*tugitugi*)则打击身体。波利尼西亚的其他地方也流行按摩,有时候采取的形式很古怪。比如在夏威夷群岛,人们用重物在身上滚过;在汤加群岛,疲劳的人让三四个儿童在自己全身上踩踏;在东太平洋人们也采用一种类似的方法。

101　　按摩在美洲被广泛采用,并且在中医与和医中占据重要地位。在日本,据说按摩可以追溯到神武天皇时代(公元前660年—公元前585年)。盲人被雇佣来做按摩师,根据规范,采用的动作包括抚摩、揉捏、按压、击打等。钱柏林(Chamberlain)[③]记录了日本按摩的一个特点,和我现在这里探讨的观点有很大关系。他注意到从前日本人总是朝末端按摩四肢,后来才从欧洲人那里学来朝着躯干的方向抚摩。这种朝末端的动作方向,是美拉尼西亚和其他一些地方的特征,目的是把产生有害作用的东西从体内排除,用排挤或者导引的方式让肢体内的精灵从四肢末端离去。

毫无疑问,日本人的按摩和我们自己的一样,是明确的治疗措施,但是其离心式的动作提示它也和病因的信念有关,这种信念认为疾病是由物件或者生灵进入病人身体导致,需要用按摩的方法将其排除。

我觉得这些例子已经足以表明,治疗和卫生用途的按摩术,和很多民族相信病人体内有实质或者非实质的病因在起作用,所以需要将其引出或者排出的按摩操作,存在着关联。在这里我只能提出一个问题,回答它有待大范围的调查研究,这个问题就是后面这个用途的按摩是引进的治疗按摩改

---

① J. B. 斯泰尔(J. B. Stair),《旧萨摩亚》(*Old Samoa*,London,1897),第165页。
② 马林纳,《汤加群岛》(*Tonga*,London,1817),第二卷,第350页。
③ 《日本风物》(*Things Japanese*,London,1905),第316页。

动形成的,还是相反,治疗性质的按摩是从更古老的基于巫术或者宗教信念的实践生发出来的。我只能说在大洋洲这个问题的答案是毫无疑问的。几乎可以肯定,波利尼西亚的发展水平很高的按摩,曾经被引入美拉尼西亚,引入者可能是波利尼西亚人自己,也可能是占据波利尼西亚上层社会的外来民族。这样引入的按摩肯定被改动过,以适应美拉尼西亚人关于疾病的来源和本质的观念。 102

汗　蒸

　　就按摩的情况,我一直在探讨的是,我们自己医疗系统中包含的这种明确是治疗性质的按摩,以及另一组虽然也还是和疾病有关,但是和真正的医疗相比,巫术或者骗术的色彩更浓厚的实践,二者之间的关系是怎样的。各种形式的蒸汽浴在地球上分布甚广,但是却呈现了另一类问题。

　　形式多少有些粗陋的让全身或者其一部分受热出汗的做法,在美拉尼西亚、新几内亚、波利尼西亚、非洲和美洲以及一些东方国家都有发现,我们自己的蒸汽浴就是基本上或者完全地从后者的汗蒸那里发展出来的。(爱尔兰的汗蒸室显示该做法在北欧历史悠久,俄国和土耳其的现代汗蒸方式不过是凯尔特或者条顿式汗蒸的改进版而已。)在美拉尼西亚,人们把受伤的肢体暴露在潮湿的树叶或者苔藓被火烤而产生的蒸气之中。在夏威夷群岛①病人被关在产生蒸气的小屋里,而非洲也有类似做法,比如巴荣噶人(Ba-Ronga)②把病人关进垫子做成的小屋,身边放一个装着炭火的罐子,让 103 他大汗淋漓。

　　蒸汽浴发展水平最高的是美洲,尤其是在西海岸,新墨西哥州和亚利桑那州文化先进的普韦布洛印第安人,以及古代墨西哥的阿兹台克人,都把汗蒸屋当成一个非常重要的社会场所。在很多北美民族中,汗蒸屋就相当于美拉尼西亚和世界其他地方的男人俱乐部,相似之处是都严格禁止女人入

---

　　①　戴维·马洛,《夏威夷古风》(*Hawaiian Antiquities*,Honolulu,1903),第 146 页。
　　②　H. A. 朱诺德(H. A. Junod),《南非部落生活》(*Life of a South African Tribe*,Neuchatel,1913),第二卷,第 426 页。

内。在普韦布洛印第安人中,汗蒸屋被描述为浴室、市政大厅、议会厅、俱乐部和教堂的集合体。[①]

如果美洲的汗蒸屋和世界其他地方的蒸汽浴有任何共同之处的话,那就肯定曾经发生过一个改动过程。如果是这样的话,在这个过程中,一个外来引入的治疗和卫生实践,无疑在美洲经历了一个发展过程,很可能与其他社会实践融合,成为一个极为重要的社会习俗。

包皮环切和尿道割口

我们自己施行的包皮环切是外来引入做法被改动的一个突出例子。目前我国施行的这一手术,有两个全然不同的目的。对人口中的某个群体来说,这是一个宗教仪式,和他们的社会传统紧密相联。对于普罗大众,这只是一项正在发展之中的卫生实践,由于其实用价值正在逐渐流行开来。

做包皮环切的人数大幅增加,无疑是犹太文化影响的结果。该项手术以前只是特殊需要的时候才被采用,不过因为看到其在犹太人口之中良好的卫生效果,很多普通民众也在童年时期做了这项手术。这个明显的例子中,一个被引入的宗教实践明确地助长甚至直接催生了一种卫生手术措施。

有理由认为,人类施行过的最不寻常的一个残损身体的行为,是一个朝相反方向转变的例子,也就是一个引进的外科程序转变成为一个宗教或者巫术-宗教仪式。澳大利亚人对其青年人施行的一种残损行为,以前称为"可怕的仪式",现在则叫作尿道割口(sub-incision),是沿尿道将其纵向切开很长一段,有时从会阴切到尿道口。一般认为这一做法限于澳大利亚,而且由于该大陆通常被认为是独立起源说最适用的地区,民族学家一直认为尿道割口是澳大利亚土著的独立发明,也是以广泛流行的包皮环切为代表

---

① H. H. 班克罗夫特(H. H. Bancroft),《太平洋诸邦的土著民族》(*Native Races of the Pacific States*,London,1875),第一卷,第 537 页。

的残损外阴观念的一个延伸。

但是在斐济和汤加却存在一种非常相似的然而却是出于纯医疗目的的做法。虽然最早出现在斐济，但是我们现有的最完备的描述来自汤加。[①] 105 尿道被切开后还穿进一根线，线的一头从切口伸出来，另一头从尿道口出来，做泄液线用。有时被拉来拉去，目的是产生疼痛并放血。该方法常被用来治疗破伤风，马林纳曾目睹几个其奏效的例子。这一做法也被用来处治受伤引发（或者认为如此）的腹腔充血，思路是通过尿道引出充血。

澳大利亚和斐济的做法非常相似，显示二者是相关的。这两个民族地理上相隔不远，体质特征也多少有些相似，设想他们完全独立地发展了这种很不寻常的手术，这在科学上难以置信。我们相信这一做法是从一个民族传播到另一民族的，或者更可能的情况是，澳大利亚和斐济的做法，乃是某个曾路过这两个地方的迁徙民族之习俗的两个不同的表现。和前面讨论过的其他做法一样，现有的证据不足以显示尿道割口的最初目的。看起来在这个例子中，它本来是一个外科疗法，在引入澳大利亚的时候，因为当地民族非常看重割礼在男性成人礼中的仪式作用，被接受并有了新的用途。

在拙作《心理学和民族学》（1926）一书的第 62 页，详细地考察了这一主题。

<h2 style="text-align:center">关 于 习 俗 分 布 的 几 个 问 题</h2>

如果文化传播假设成立，某些实践在被引入信念和习俗都与该实践的 106 原发地截然不同的民族的过程中，会有所改动。我的目的一直是想表明，要理解医疗实践的分布，不能只研究那些显然属于诊断和治疗性质的措施，还必须寻找其他表现形式，有的时候这些表现形式和本来的习俗看起来已经有怪异的区别。

我们目前能够在多大程度上构建出一个方案，把今天谈到的这些实践，

[①]　马林纳，《汤加群岛》（Tonga），第二卷。

与人类在地球上的确切的迁徙路线一一对应，这个问题很难讲。埃利奥特·史密斯（Elliot Smith）教授提出了一个迁徙方案来解释巨石阵、木乃伊、太阳崇拜和其他文化元素的重合分布，其中也包括了我今天谈到的一个习俗。按摩的分布使得埃利奥特·史密斯认为该做法是由一个把尸体做成木乃伊、崇拜太阳、设立石棚以及其他原始石质标志建筑的民族带到世界各地的。① 在这里我们不可能详细讨论该主题的这一方面，只能指出在进行这类研究时必须考虑进去的几个事实。

107　　波利尼西亚的放血做法的分布，显示它是某个相对晚近的影响的结果。在西太平洋的萨摩亚和汤加群岛，无论是在宗教仪式还是治疗实践中，放血都占据显著的位置，在这些地方，有理由显示它是某个民族在相对晚近的时候带来的影响，该民族不让死者曝尸于平台之上，而是将其以伸展的姿势埋葬在石瓮中。在美拉尼西亚我们知道，在以伸展姿势埋葬死者的民族留下显著影响的地方，存在放血的做法。放血在大洋洲的分布，显示它是某个埋葬死者的民族在相对晚近的时期带来的影响。作为治疗实践的放血在印度很流行，有理由认为放血的做法是通过某个与印度文化有显著相互影响的民族的迁移行为而散布全球的。

　　在另一方面，按摩的做法在整个大洋洲都有，在东部诸岛尤其流行，比如塔希提，在那里尸体在平台上或者独木舟里被做成木乃伊。按摩在波利尼西亚的分布，显示与之相关的人类迁徙比传布放血做法的那次更早。

　　习俗的分布所提示的另一论点，我在本章中已经简短提到了，那就是汗蒸和按摩是结伴在全球传播的；在我们自己中间，二者有紧密的联系，在其他很多民族中也是一样，显示二者的传播是一同进行的。

　　如果时间允许，我还可以举出很多其他论点。不过在这里只能指出，诸
108　如静脉切开和拔罐这样高度专业化的过程，很难说是由目前采用他们的原始民族独立发现的。我还想提到全世界流行在蒸汽浴后接着冷水浴。这一习惯很反常，以至于在波利尼西亚让早期的传教士吓了一跳，后者显然不知道自己的文化里冷水浴也是蒸汽浴中的一个环节。

---

　　① 《早期文化的迁移》（*The Migration of Early Culture*，Manchester，1915）。

现有证据的缺乏

到目前为止,我已经讨论了一些存在于全世界不同地方的做法,目的是想看看独立起源和文化传播两种假设对这些做法的解释。我希望自己已经成功证明,独立起源假说不足以解释这些做法的广泛分布,还经常偏离自身的基本假定。我未能给出任何决定性地支持文化传播说的证据,而且在文化传播说看起来更有道理的地方,也未能确切地指出任何作为文化传播载体的人类的迁移活动。正像我已经声明的那样,部分原因是要证明文化传播假设,就必须研究每一个文化元素与其他元素的关系,这就需要一个更广泛的研究,不可能在这里实现。我的目的一直是提出一些问题,并考察寻求这些问题的答案时需要遵循的原则。

有一件事使得我们目前无法就这些题目获得积极的结论,那就是现有 109 证据不足。和其他文化分支相比,我们对医药所知甚少。对于巫术和宗教题目的广泛兴趣,产生了大量相关研究结果,而医药和巫术以及宗教之间又存在紧密的关系,因此考察这些研究结果可望得到很多关于人类针对疾病的反应行为的知识。在低等文化民族中传教的传教士,怀着浓厚的兴趣研究自己试图取代的当地原有宗教;如果在这些民族中行医的西方人,也能怀着同等的兴趣研究原始医药,我们很快就能获取大量宝贵知识,从中提取必要的材料来构建医药实践的早期历史。

历史和进化

在本书的开始,我划分了研究主题的两个方法,即历史方法和所谓的"进化"方法。到目前为止,我讨论的主要还是历史方法,涉及人类及其文化的迁徙对医药史进程的影响。我们已经看到,这不是一个简单的进步过程,不符合人们曾经的对进化特点的认知。正好相反,我们已经看到的是一个复杂的转变过程,其中看来多少还算先进的治疗措施,也许还有合理的病理学基础,却被转变成为宗教或者巫术仪式,或成为通过传统代代相传的社会

110 实践。人类文化的各种野蛮形式告诉我们，退化在医药史中的作用和进化一样重要。

必须指出的是，我说的医疗实践转变为巫术或宗教仪式所体现的退化，是就其医疗特征而言的。我们只是从这个角度来看待医疗实践完全失去其医疗特征的转变过程。把从医疗实践到巫术仪式的转变看作退化的一个例子，大家都不会反对；但是在探讨朝宗教方向的转化的时候，需要注意的是，一个医疗实践在转变之后，其社会职能与原先相比可能并未减退。

看起来退化的情形出现得很多的原因，主要是我们这项研究的性质特别，格外关注地球上的落后民族，其退化的程度比广泛调查人类社会得到的普遍结果更甚，是可以预期的。正如我已经提到的，在对人类社会的研究中，哪怕是对人类文化的原始阶段的研究，退化的因素一度被完全忽略或者大大低估，最近这一状况才刚刚开始改变。在试图阐明退化在人类社会历史中曾经以及正在扮演的重要角色的时候，我们必须小心不要走到另一个极端，夸大其发生频率和重要性。

进化过程的复杂性

在人类应对疾病行为所包括的各种措施的历史所呈现的复杂网络中，
111 无疑存在一个持续的进步脉络。医药史中频繁出现的退化和转变，只是让这个进步过程变得更加复杂。在该过程中，人类不断增强制约疾病的能力，减少病痛的发生频率和程度，治疗疾病带来的残障，使得人身寿命更长更有保障。

有两个阻碍进步的因素，使得这一进程复杂化。文明的成长带来新的疾病形式，或者增加原有疾病的发生频率，主要原因在于未能足够地调整社会资源手段来适应日益复杂化的社会生活。文明所发展出的新职业，一般都会带来新的疾病形式，或者增加旧有疾病形式的负担。也许更重要的是先进文明使得人们暴露在更多的压力和紧张之下，增加了精神生活的不稳定倾向。一方面，人类一直在缓慢地发展与疾病作斗争的手段，另一方面其他社会领域的进步也一直在制造出新的不健康状态，需要这些发展中的手段以及其他手段去应对。

另外，人类在全球的迁徙，是医药以及人类文化整体的一个主要进步方式，同时也是疾病传播的途径。在一些例子中，随着人类迁徙而传播的病因成为文化退步以及作为文化载体的民族之消亡的主要因素，而这些文化可能包含我们自己的先进文明都值得借鉴的内容。文化的进步就是通过这些方式增加了疾病肆虐的机会，并将疾病的种子散布开来，使得真实存在的进化过程变得复杂和模糊不清。那些对上个世纪粗略的进化论假设持异议的人，反对的原因不是他们觉得进化论假设本身是错的，而是该假设的倡导者把一个异常复杂的过程看得过于简单。本世纪中越来越显著的反对声音，针对的不是进化本身，而是那些进化论者。

文化混合对进化过程的影响

我们的这些讨论不但经常提及退化过程，而且其中的退化看起来还特别地是民族接触及其文化相互融合的结果。当然，这里频繁出现接触和融合导致的退化，和本书的研究范围的局限性有关。如果我们考察的范围更广泛一些，就会发现医药史和其他社会生活领域的历史一样，都有大量的例子，其中各民族及其文化的迁移都促进了进步。迁移史的最好例子，就是印度、美索不达米亚、埃及和希腊的文化相互接触，产生一个巨大的进步浪潮，波及意大利和西班牙，并通过这些渠道，对我们自己祖先的医术产生了巨大的影响。

文化混合对进步进程的影响已经到达了一个阶段，旧有意义上的民族迁徙已经不再是必要的。印刷术的传播普及已经使世界成为一体，在全球任何一个地方出现的医疗进步，都会很快成为全人类的资产。不过哪怕是在医疗史较为晚近的各个阶段，其进程也不完全是单纯的进步。我国的放血术，是从意大利和西班牙的学校里学来的希腊和阿拉伯医学的遗产，就不是一个进步的例子。我觉得目前按摩的情况也有类似之处，把引进的按摩术做了夸张和不加批评的滥用。不过尽管所有这些对引进做法的夸张和滥用在医药实践中存在至今，尽管所有的这些转变给医药史的各个阶段打上

112

113

了自己的烙印，但是作为一个主要（如果不是首要）的进步途径，民族之间的接触及其文化的融合仍然呈现出显著的重要意义。在人类历史的早期阶段，似乎有一个很长的时期，全球的各个不同区域，处于相对或者完全的相互隔离之中，进步停滞，甚至成为退化。之后人类的一些迁徙活动，使得文化元素得以扩散，并被移植到文化停滞的地方，激发出新的进化和进步过程。在各个区域发生的过程，其性质依赖于很多因素：本地文化和新元素的性质；外来民族和本地民族的人口数量对比；两者的文化层级差异；本地和外来民族相互作用的性质，是和平的还是军事冲突性的；还有其他很多因素。

文化的混合对医药的影响

就医药而言，土著文化对巫术和宗教的普遍的偏好如何，有着特别重要的意义。如果一个民族的文化水平达到的高度，使得医药具有理性基础，医疗实践建立在称得上是科学的原理之上，那么文化的混合就会导致医药的发展。引进的医药措施不但能够刺激本地医术的成长，而且还会导致引进做法的改动，使其成为更加有效的和疾病作斗争的手段。如果情况正好相反，土著文化完全被宗教观念主导，那么除非新医术的引进者人数特别众多，或者实力特别强大，不然结果可能只是使得该实践失去其被引进时的首要目的，成为与宗教关系密切的实践，明显完全浸染宗教精神，以至于很难看出它和医术有什么关系。

类似地，如果土著民族完全沉迷于巫术，一种引进的医疗实践可能被本地的思维模式强烈同化，使得其医药特征和理性基础完全丧失或者在很大程度上变得模糊不清。

对医药、巫术和宗教的比较研究，不但很好地阐明了人类进步的复杂特征，还可能告诉我们很多关于造成这一复杂性的进化过程的本质的知识。一般认为进化过程的一个主要特征就是专业分工的加强。人类社会进化以不断增强的社会职能的专业化分工为其总体特征，这是无可置疑的。最好的例子就是发生在医药、巫术和宗教历史上的医士、巫师和教士之间的分化。但是不断加强的专业化是不是贯穿整个进化史的特征，或者说它是不是一个必要的特点,还是一个问题。我觉得甚至可以将其称为进化的中间阶段的一个躲不开的缺陷。我认为,在社会生活的许多领域(尤其是科学领域)有一些越发明显的迹象显示,专业化可能变得过度,在经历进一步发展之后,我们可能再次回到早期阶段特有的那种人类文化不同方面紧密关联的状况。

医药和宗教之间的关系

在本章的最后,我来探讨一下医药和宗教之间的关系是否体现了上面说的这种对专业分工发展的反动或者逆动。

在本书的第一个部分,我简要地探讨了原始人类社会努力应对疾病症状的做法中,信仰和心理暗示对其成效的作用。野蛮民族对医士、巫师和教士举行的仪式之成效深信不疑,是这些仪式取得成功的最常见的原因。随着医药的发展以及其从巫术和宗教中分离出来,心理因素的作用并未消失。目前没有什么人会否认,复方以及上一代人的大多数饮疗法的成效,主要甚至完全是信仰和心理暗示的作用结果。现代医学的显著特征就是不再放任这些心理因素在理性之外发挥作用,而是将其作为研究对象,由此发展了当前心理治疗的理性体系。而该体系的一个已经逐渐明晰的特征,就是它必须顾及目前为止还主要是由教士而不是医生承担的职能。如果医学想要坚持将疾病的某些方面纳入自己的范畴,就应当明白自己需要从教士那里学习很多东西,甚至可以开展二者之间的某种合作。本世纪过去的二十年中英国的一个引人注目的特征,就是教师和医生经常被集于一身,而在美国,通过所谓的以马内利运动(Emmanuel Movement),已经形成二者之间的常规合作体系。[1]

当医药的研究对象范围扩展到精神的失常,并且发展到高度重视心理因素对于疾病的发生和处治的阶段,就会认识到工作与教士的职能重叠的

[1] 参见 E. 伍切斯特(E. Worcester),S. 麦库姆(S. McComb)和 I. H. 柯拉特(I. H. Coriat):《宗教和医药》(*Religion and Medicine*,London,1908)。

不只医生,还有教师、司法人员、道德主义者以及社会改革者。就像有些问题和具体病例需要教士和医生的合作一样,医生、教师、道德主义者和社会改革者可以在某些病例上相互帮助,其合作的深度和成效都将远超既往。

对医药史的最晚近阶段的研究表明,认为职能专业化的不断增强乃是社会进化的一个特征,这一观点存在局限性。目前医药和宗教之间正在形成一种在某种程度上类似其早期关系的关系。区别是目前我们明确承认并试图了解一些过去未受关注和研究的作用条件。在精神医学领域——其范围之广远超通常的理解——历史进程似乎表明,在人类文化最近也是最高级的阶段,不同领域的相互紧密依赖程度,与其最早最原始阶段并无二致。

第五章　心理与医药[①]

心理与医药之间的早期关系，与后者从巫术和宗教中分离出来的过程 119
紧密相关。医药史呈现给我们的，是一个漫长和波折，而且远远没有结束的
过程，在这个过程中，人类缓慢地认识到，疾病是一种不同于周边其他神秘
事物的东西。在一开始，人类应对疾病的努力有两个方向。在第一个方向
上，人们把疾病归结于一个可以用祈祷和献赎仪式加以影响的他者的作用。
由于这些仪式不管在哪里，都表现出尊崇和恳求的成分，并显示出人类自己
的无力，可以合理地认为，这些仪式要打动的对象比人类更高级和更有力
量。这些仪式和信念的整体，成为人与这些高级力量沟通的方式，也就构成
了我们称之为宗教的人类生活的一个方面。因此可以认为，人类对待疾病
的早期行为模式，组成了宗教和宗教态度的一个部分。

在另一个方向上，疾病被归于其他个人或者非人主体的作用，这里的非
人主体可以被人以强制性的过程支配，没有人的法力高，所以人们对它们采 120
取的态度并不包含尊崇或者恳求的成分。在沿着这个方向对付疾病的时
候，人们要么迫使或者引导致病的生灵收回让人得病的手段，要么自己出手
消除病症。这一类的信念和措施所构成的人类生活的一个方面，就是所谓
巫术。巫术中的一类显然就是退化的宗教，也就是那些曾经乞求高级力量
的作为但是后来已经不再如此的信念和仪式。

现存的野蛮民族用以对付疾病的绝大部分措施，都属于巫术或宗教这
两个类别中的一种。目前我们关于人类历史的知识显示，在经过漫长的时
期之后，才有极少数地方的人们建立了类似现代医药体系基础的疾病根源
观念。医药从与其关系密切的宗教和巫术独立出来，与这一过程紧密相关

---

① ［1919 年 4 月 9 日在约翰·莱兰兹图书馆举行的讲座。感谢该图书馆馆长亨利·古皮
（Henry Guppy）博士惠准重印。］

的,是人们逐渐以物质病因观代替构成人类早期自然观的万物有灵论的精神作用理念。医药的成长与自然世界观的发展紧密相连,与后者对立的,就是我们所谓的超自然世界。

　　我们目前掌握的所有证据都显示,当人类摒弃自己最初的万物有灵的宇宙观之后,取而代之的是唯物主义类型的认知。如果事件不再被看作由精灵或者直接的人为作用所致,那就应该是物质作用的结果。这样一来在医药史中产生疾病的作用者主要就有两类。那些特别流行关于动物的信仰的民族,其病因理论中也很重视动物。在其他地方,血液和生命的关系导致了该体液特性变化致病的信念,成为千百年中支撑医药领域的体液病理学的起点。现代医药的两个重大发展,也是沿着这两个早期信念的路线。野蛮民族医药中的虫子和蛇①被细菌致病学说中显微镜和高倍显微镜下的微生物所替代,而取代原来的体液说的,则是内分泌失调直接导致很多不健康状态的理论。

　　在医药领域中,物质作用取代一度被看作所有疾病根源的精灵作祟,经历了一个漫长的时期。在此期间,几乎没有涉及现代意义上的心理作用。

　　在涉及物质作用之外的致病方式时,人类想到的完全不是我们或者心理学家可能认为的那种"心理"。他们认定的致病作用者,不是心理的,而是精灵性质的,有独立存在的形态和能力。它可能是一个精灵,从来没有过人身,和人从无关联,也可能曾经附在某个人身,在寄主死亡后就独自游荡,或者是一个仍然寄居在活人体内的魂魄,但是在睡眠或者恍惚状态下可以离开肉身去作祟让人生病。

　　尽管在人类文化的这一阶段,还没有现代意义上的区别于精神(spirit)的心理概念,但是我们可以清楚地看到,大多数被认为是导致疾病以及被用来处治疾病的过程,都是通过心理起作用的。那些召来人或者精灵治病的各种各样的治疗方法,成功的方式都是通过信念和心理暗示。现在许多民族还在采用的治疗措施也是通过同样的过程,也是靠着激发信念或者更加

------

　　① 有人可能会将这些早期的信念看作细菌学说的一个先见,但实际上某些人类文化形式所特有的关于动物的普遍观念,也可以很自然地引发这些信念。

神秘的所谓心理暗示奏效。

不过需要注意的是，不自觉地通过心理作用导致或者治疗疾病，与认识到所采用措施的这一作用机制，二者是有区别的。尽管人类最早采用的治疗措施可能就是通过心理起作用的，但认识到这些措施的机制，却是医药领域最近才取得的一个成就。据说日本人在 16 世纪就了解疗法的心理机制，[①]而印度教重视与物质对立的心理（mental），使得他们对心理因素在治疗甚至是产生疾病中的作用，可能具有了相当的了解。这一说法的真实程度如何要由专门学者去仔细审查最初的专家权威说法，同时注意有没有可能这些民族认定的作用机制本质上是精神的（spiritual）而不是心理的。就我们自己的文化来说，只是在最近的五六十年中才清楚地认识到心理因素在疾病的产生和治疗中的重要意义，而且到现在不管是医药专业人士还是行外人对此都还远远没有充分的认知。

这方面的第一个明确的进展，要归功于外来影响，这在人类文化史上屡见不鲜。这一次的外部影响是来自印度。对于疾病中的心理因素的研究，第一个重要的动机是理解催眠术的神秘作用。尽管催眠术在欧洲和其他地方一样，久已为人所知，而且在 18 世纪末由于梅斯梅尔（Mesmer）的活动已经受到关注，但是极大地刺激了相关的科学研究的，却是法利亚神父（Abbé Faria）从印度带到欧洲的知识。在这些研究中，曼彻斯特的布雷德（Braid）一马当先，而埃斯代尔后来在印度的经历在很大程度上推动了催眠术在英国的应用。

后来统治欧洲思想多年的唯物主义浪潮，在当时正方兴未艾。在其影响之下，催眠术背后的新机制被认为是某种形式的磁力或者其他物理作用。现在普遍认为心理暗示才是催眠术的作用机制，这一观点是逐渐形成的。心理暗示这一过程和自由意志、想象或者其他类似概念差不多，这些概念完全没有涉及任何精灵的独立作用，是在心理科学的缓慢发展中形成的。对于催眠和其他类似过程的研究，使得学者清楚地看到心理暗示在疾病的产生和处治中的重要影响。

①　M. 纽伯格（M. Neuburger），《医药史》（*History of Medicine*，London，1910），第一卷，第 78 页。

　　既然催眠现象使得学者明确承认了医学中的心理因素的存在，人们自然地开始关注其他心理状况的影响。这一方面的发展有许多方向。普罗大众不像医学专业人士那样深受科学中盛行的唯物主义影响，更愿意接受任何与原有的精灵致病观不绝对矛盾的说法，主动采用了很多新的治疗体系。这些治疗体系大多数都明确认可宗教信念的巨大力量。在诸如基督教科学会（Christian Science）和"新思想运动"（New Thought）中，信仰的基本元素成为智识构架的出发点，而这些智识构架则是这些新运动往往取得某种成功的基础，或者至少在其信徒看来是这样。与此同时，在医学界，尤其是讲法语的国家里，形成了明确的心理疗法体系，其中包含了心理暗示和其他机制的作用，并且提出了可用于展示这些机制的作用范围和利用方式的原则。瑞士的 P. 杜布瓦（P. Dubois）强调了他所谓的疾病哲学（philosophy of disease）的意义，[1] 而法国的 J. 德杰琳（J. Déjérine）和 E. 高克勒（E. Gauckler）[2] 则以更科学的形式，编制了一本极其有用的关于心理疗法的原则和方法的教科书。

　　出于对催眠术的实际应用的不满，维也纳医生西格蒙德·弗洛伊德独立地发展了第三条研究路线。之前的工作者已经发现催眠术经常可以揭示已经被彻底忘记，无法用意志唤醒的过去经验。弗洛伊德和布罗伊尔（Breuer）合作，发现将这些深藏的记忆浮现出来的过程，使得长期的歇斯底里症状不再出现。[3] 二位作者在此基础之上创立了一个关于歇斯底里的理论，认为歇斯底里症状是从前经历的，尤其是童年早期的心理创伤的间接表现。

　　之后弗洛伊德发现，以这种病态方式表现出来的深藏的记忆，不需要催

　　① 《精神神经症及其道德治疗》（*Les Psychonévroses et leur traitement moral*，Paris，1908），由 S. E. 杰里斐（S. E. Jellife）和 W. A. 怀特（W. A. White）英译为 *The Psychic Treatment of Nervous Diseases*，New York and London，1906。

　　② 《精神神经症的功能表现》（*Les Manifestations fonctionnelles des Psychonévroses*，Paris，1911），由 S. E. 杰里斐英译为 *The Psychoneuroses and Their Treatment by Psychotherapy*，Philadelphia and London，1913。

　　③ S. 弗洛伊德，《关于歇斯底里和其他精神神经症的论文选集》（*Selected Papers of Hysteria and Other Psychoneuroses*），神经和精神疾病专著丛书（Nervous and Mental Disease Monograph Series，New York，1912）第四册。

眠术的帮助就可以通过另一种方式使之浮现出来,这种方式更有把握,疗效
也更好,不过没有那么方便。从通常由梦中得来的线索出发,通过他的自由
联想方法,弗洛伊德建立了一个关于潜意识及其与意识发生联系并作用于
后者的精妙机制的理论。在此工作的过程中,他得出结论认为与意识整体
分开的心理经验,几乎总是和性有关。弗洛伊德的工作,以及其弟子的更多 126
工作,仅仅关注性的因素,使得医学界以及外人都不愿意给予这一运动应有
的注意。对于弗洛伊德的分析方法所揭示的心理机制以及同时给出的表现
潜意识影响的证据,他们都未能理解其重要意义。

　　弗洛伊德工作的一个最重要的方面,就是他所提出的潜意识的作用,使
其能够以最完整的方式,将物质科学的发展中非常重要的决定论原则,引入
心理研究领域。每一个物质事件都有其物质上的先导事件,不然的话自己
是不能无中生有的。学者理所当然地信从这一原则,或者至少假装信从这
对物质科学的发展是至关重要的。物质科学的发展在很大程度上依靠人们
对于这个因果律的坚定不移的信从,绝不允许以偶然或者机会的名义,留下
任何哪怕是看来无关紧要的异常或者不能解释的残余。如果出现这样的异
常或者不能解释的现象,优秀的科学工作者就会将其作为对象耐心研究,直
到找出其原因为止,这样可能会开辟一个新的途径来理解从前不能完满解
释的经验。

　　只要心理研究的学者仅仅关注明确的意识领域,就无从开始将类似的
决定论教义应用在心理领域。一些学者认识到,心理决定论原则的成立是
心理学成为科学的前提条件,因此在无法于意识中找到前因时,就提出了某 127
些心理倾向假设。但是这些概念过于模糊,对研究没有什么帮助。假设一
个人们一无所知的倾向概念,也不了解这个概念与理论构架中的其他部分
的关联,是没有用处的。其他学者干脆放弃了在心理学领域应用决定论原
则的尝试,在对意识过程的研究中无法得出满意解答的时候,仅仅寻求生理
过程形式的生理原因。

　　弗洛伊德工作的特别意义,在于他没有满足于只是提出潜意识倾向作
为意识变化的先导,而是借助于其分析方法得出的知识,为头脑的潜意识领
域以及潜意识和意识之间的关系构建了一套明确的方案。这一方案肯定在

很大程度上还是一个假说，而且和所有复杂性达到这种程度的假说一样，肯定需要加以修正，但是有越来越多的证据支持其主要假设的真实性。

在战争爆发之前的几年中，越来越多的人开始承认，心理因素不但在那些明显是心理性质的疾病的发生和治疗中有重要意义，而且对那些被认为完全是生理性质的疾病也是如此。不过对于心理医学体系的基础原则，并不存在普遍的共识。甚至对于是否存在这样的作为研究的基础和动机的原则，都还没有形成一个普遍的信念。有一个体系，本来可以提供这样一个研究的基础和动机，但是大多数业者却对其敬而远之，部分原因是该体系的支持者过于重视性，另外的部分原因则是新学说呈现在公众面前的形式不能令人满意。

不过医学界近来的经历，却对他们的观点产生了深刻影响。从医学的观点看来，这场战争最显著的特征，就是其压力状况产生了大量的功能性神经障碍，程度远远超过之前的战争，尽管日俄战争已经向我们显示了现代战争环境对人的心理和神经能够产生的严重破坏作用。虽然某些障碍部分是由于生理方面的原因，比如脑震荡或者其他特别影响神经系统的疾病，但哪怕是对生理决定心理论深信不疑的人，也逐渐发现，在大多数情况下，造成障碍的条件都是纯心理性质的。人们都开始认识到精神休克和紧张能够显著削弱正常的对本能过程的控制或者完全压制的能力。另外人们也看到，在绝大多数情况中，休克或者紧张引发的病态过程与性本能无关，而是依赖于受到压抑的更深刻的自我保护本能倾向的觉醒。尽管弗洛伊德提出的压抑、转换、防卫反应和妥协作用等机制能够满意地解释战争神经官能症的特性，但是后者却不能为神经症的唯一性起源假说提供任何支持，而该假说正是弗洛伊德学说未能被广泛接受的主要障碍。我们还不能说弗洛伊德学说的主要论点已经被广为接受，但是局面已经和战前它饱受轻视甚至排斥的情形大不相同。现在大部分神经症的学者都愿意考虑弗洛伊德的观点，并接受其中他们看来符合事实的部分，对于那些他们觉得还缺乏足够证据的部分，则暂时不做判断。

我用这么多篇幅讨论弗洛伊德关于神经症的有争议的观点，原因在于他比其他研究者都更为强调疾病的心理因素，并且最为彻底地把自己的研究建立在决定论的基础上，而这个决定论对于心理学和心理病理学的发展至关重要，就像物质领域的决定论对研究物质世界的科学的发展至关重要一样。

在前面关于心理和医药关系史的简述中。我用一些篇幅讨论了心理医学的一个最重要的原则，也就是心理决定论。该原则对于诊断术有格外的意义，因为只有确信每一个心理症状都有其心理原因，才会有足够耐心和勇气去深入考察病人的历史。他们会一直努力下去，除了疾病的直接原因之外，还要找到导致严重后果的患者特殊心理状态的引发因素。对心理决定论原则的坚定信念，是成功诊断和治疗功能性神经障碍的最重要的前提条件。

130

现在我们讨论一下成功治疗这些神经症障碍的一些更重要的基础原则。其中之一可以被看作是心理决定论的一个后果。医学的一个普遍原则就是医生不能仅仅满足于处治症状，而是要找到症状的根源，并通过合适的疗法解决病根，通过改变产生症状的条件来处治症状。这是心理医学的一个原则。如果认为症状是由心理因素导致的，那么疗法也就应该是心理性质的。我想就连最极端的唯物主义者，一旦认识到某些症状的根源是童年时期的一次惊吓，青年时期对某些不良行为的厌恶，或者成年时期的某种焦虑，都不会指望靠着服用药物或者施行手术来达到永久性的改善。当然必须指出的是，这些措施在某些例子中可能会奏效，原因不只是心理作用，还有通过消除次要的刺激，可能打破一个恶性循环，使得内在的心理作用得以启动恢复机制。这一自然的治愈能力（*vis medicatrix naturae*）在心理和物质领域都是适用的。

目前被心理医学界普遍接受的另一个原则认为，神经和精神障碍的根源，是对心理的本能以及情绪或情感方面的刺激。现在普遍认为，要想了解这些障碍的根源，需要去追寻强烈的情绪事件。对于这一原则，人们很久以来多少是明白认可的，说人不会累死但是会愁死的谚语，其观念的根据就在这里。但是直到最近我们才认识到其广泛的适用范围，并把它当作最重要的指导原则应用在治疗中。人们早就知道，对于严重的精神错乱患者，通过讲道理来反驳他的错觉是没用的。跟他讲道理似乎甚至会使得病人以辩护

131

者自居,从而加强和巩固他的错觉。我们现在知道这是情绪引发障碍的必然结果。错觉是合理化过程的一个结果,而这个合理化过程是病人用来解释自己反常情绪状态的一种方式。以这些次要结果为目标的处治措施,完全不能触及深层的关键因素。

现代的情绪理论认为情绪和本能密切相关。有理由认为,神经症中的情绪因素,乃是某些因为不合社会规范而遭到压抑的本能倾向的一种表达。一旦控制这一倾向的机制由于某种打击或者紧张而遭到削弱,该倾向就会再次与社会规范发生冲突。神经症的发作形式取决于自然解决这一冲突的过程。①

对于作为现代心理治疗体系基础的一些重要原则,我这里只能做以上的简单描述,转而介绍该医学分支领域的业者使用的一些主要手段或者说机制。我将着重讨论自我认知(self-knowledge)、自我依靠(self-reliance)和心理暗示这三个手段。

我在其他场合②曾经按照布朗(Brown)医生的说法,把自我认知称为自我诊断(autognosis)。它涵盖范围广泛,包括两个部分。如果病状的根源是潜意识范围中的某些经历或者倾向,那么作为一个治疗手段的自我认知就是要让深藏的潜意识经历浮现到表面上来。这一潜意识经历必须要和意识可以触及的经验整体发生关联,成为后者的一部分,而不再作为一个另外的力量,与意识经验整体发生冲突。

自我认知手段的另一个主要形式,是一个让患者了解被误解的意识经验元素的过程,这种误解即使和病状的产生无关,也会帮助维持病状。

在这两种形式之间还有大量各种各样的过程,把意识和潜意识元素混合在一起相互作用,消除产生障碍的矛盾,恢复人格的协调。

这里描述的自我认知过程的作用,似乎与之前关于从心智层面难以打

---

① 参见《英国心理学期刊》(*British Journ. Psych.*),1918 年,第 9 卷,第 236 页,以及《心理卫生》(*Mental Hygiene*),1918 年,第 2 卷,第 513 页。

② 见哈斯廷斯(Hastings)的《比较宗教和伦理学百科全书》(*Encyclopedia of Comparative Religion and Ethics*)第 10 卷第 433 页的"心理疗法"(Psycho-therapeutics)一文。该文包含其他没有在这里涉及的治疗手段的信息。

动障碍以及需要触及其本能和情绪根源的说法相矛盾。心智元素的存在虽 133
然是次要的,但却不容忽视。经验显示虽然直接从心智层面打动神经症或
者精神病不会成功,但是从患者的智力层面对产生疾病的本能和情绪因素
作用施加影响,这一途径却可能是非常有价值的。实际上,治疗的成功在很
大程度上是看能否将心智活动从迫使其朝着无社交或者反社交方向发展的
通道中解放出来,转入另一个让患者得以与其所在社会重新和谐共存的通
道中。

　　如果神经症的患者是个聪明人,只要让他了解错误的趋向,向他展示作
为这个错误走向的根源过程,可能就足够了。只需要把患者放到正确的轨
道上,他本人的智慧就能让自己回到健康和幸福的状态中去。在其他一些
例子中,错误的趋向已经持续了很长时间,可能需要一个很长的再教育过
程,才能揭露病态过程的本质,削弱病态过程的次要产物通过习惯积累的能
量。还有一些例子中,患者本人的智慧不足以使它在没有外来帮助的情况
下解决矛盾,必须通过再教育过程帮助他从本质上理解自己的障碍以及重
新踏上健康之路的过程。

　　我将要讨论的下一个手段,可以用自我依靠这个词来概括。神经症的
患者有强烈的倾向,不惜一切代价躲避使自己不快的事情。由于所有的社 134
会义务,包括和至亲打交道,都很容易变得令人讨厌或者成为实在负担,所
以病人趋向于安静独处。如果不加干预,这些反社会的倾向就可能成为一
个习惯,把一个本来喜欢社交的人变成隐士或者厌世者。健康人不太注意
的,经过治疗很快就会消失的疼痛和身体不适,对于神经症患者却很容易病
情加重,迁延不愈。恼人的程度可能造成患者把所有精力都用来逃避所有
(在其看来)可能加剧病情的状况,比如噪音和激动。他很容易自行或者在
医生的指示下服用药物,并且因为这些药物不过是缓解剂,治标不治本,只
能加剧痛苦和忧虑,甚至还可能导致更可怕的服药上瘾。病人会拼命试图
摆脱所有让他烦心的想法和记忆,有些经历如此折磨人心,除非他的注意力
完全集中在避免眼前的苦痛上面,不然马上就会前功尽弃,再次陷入胡思乱
想的困境。

　　对于这些病状的处治,首先的一个步骤就是说服病人不要再依赖像药

物或者电击这样的外来辅助。通过一个再教育过程帮助病人明白这些外来作用的效果都是主观的,鼓励他依靠自身的力量战胜病痛和不适。需要让患者知道,试图摆脱恼人的念头和记忆是徒劳无功的,通过亲身尝试体验,他会发现在面对这些痛苦经历的时候,情况并不像之前看来的那么可怕。

135 病人应该与他人交往,哪怕一开始会不习惯,但是通过亲身体验,他会再次发现现实的痛苦并不像预期的那么严重。

直面问题而不是逃避它的策略,有着某些深远的影响,原因在于面对痛苦时的心理反应的一个特殊模式。克制令人不快的念头和记忆,有助于压抑痛苦的经历并将其从意识的整体中分离出去。但是被这样压抑和分离的经历并未消失,反而会通过自己的活动产生很多最令人痛苦的病状,令人胆寒和恐怖的梦就是克制与压抑的最直接的表现结果。通过直面自己的麻烦而不是拼命去忘记它们,克制行为带来的噩梦和其他麻烦可能就会消失,或者性质发生很大变化,不再使人不快,影响健康。① 因为受到克制的感受具有的负能量的缘故,直面苦痛的策略的效果,可能比"面对麻烦就没有那么麻烦"的普通健康常识所预期的更加广泛。

我要讨论的第三个手段是心理暗示。尽管在心理医学界人们随心和自信地使用这个术语,实际上关于它的确切意义并没有多少共识,很多在性质上与之毫无关联的行为也被包含其中。② 我个人用这个术语指代一种实际

136 上属于心理本能方面的过程。它代表的是人类群体本能的一个方面,这个本能使得一个群体的所有成员能够行动一致,好像是为着一个共同目标。按照这一观念,心理暗示在本质上不同于那些通过赋予群体成员一个共同想法或者情感来达到全体一致行为的心理过程。它的活动完全属于潜意识领域,所以当医生有意识地利用心理暗示手段的时候,他是在以人为方式使用一个潜意识领域的作用机制。

人类有意识地专门地利用心理暗示的最显著的形式,就是催眠术。这

---

① 关于这类的好处,可参考《战争经历的克制》(*The Repression of War Experience*),《皇家医学学会期刊》(*Proc. Roy. Soc of Med.*),1918年(精神病学部分)第11卷,第1页。

② 关于心理暗示和作为治疗手段的信仰之间的区别,见哈斯廷斯的《比较宗教和伦理学百科全书》第10卷第433页的"心理疗法"一文。

是完全的有意识的应用,另外医生有时也会在不知道所用到的过程的实际性质的情况下,下意识地利用心理暗示来影响病人达到自己的目的;在二者之间还有很多中间形式。一般来说,利用心理暗示的时候,越是不自觉的,其作用和效果就越好。这也是江湖骗子能够取得成功的原因所在,因为他们在神气活现地鼓吹和利用自己的妙方的时候,并不知道其成效的基础是什么。一个能够区分疗法的心理暗示作用和其他作用模式的医生,可能其成效明显不如江湖医生,因为他不是用自然的方式来利用心理暗示的本能过程。

　　心理医学的一个重大困难,在于心理暗示和以自我依靠原则为基础的一类手段之间存在矛盾,或者甚至可以说是水火不容。任何医疗处治形式 137 都不可能没有心理暗示的作用,不管是明确地设计用来影响患者心理,还是隐藏在纯生理性质作用的表面之下。在刻意利用心理暗示,尤其是为了形成催眠或者类似催眠状态的时候,也是和自我依靠原则的矛盾最显著的时候。在这些例子中,患者肯定需要依靠一个自己之外的力量,也就是医生。即便在最近的催眠治疗中,催眠状态下的心理暗示目的是加强患者的自我依靠和意志控制,他也无法具有自信心,特别是在事后无法获得因为明显是依靠自己的力量恢复健康所带来的自信心。这里的整个过程和那种医生的作用限于协助自我认知机制让患者走上正轨的过程有着本质的区别。就算催眠中的暗示能够加强意愿并帮助患者面对自己的麻烦,其满意和自信的程度也会因知道成效是别人作用的结果并非自己的功劳而打个折扣。

　　催眠治疗和基于自我认知原则的疗法之间也存在一些矛盾。我们还不了解催眠的本质。甚至对医生来说这种疗法的性质也是神秘的,无法用我们的科学知识解释。对患者来说,这种神秘感肯定更为强烈。在一个成熟的心理医学体系中,治疗应当是由病理学决定的。疗法应该明确和理性地 138 针对疾病产生的原因和方式。引入一个神秘的机制会破坏诊断和处治之间的联系,影响通过对致病条件的了解来恢复健康的过程。

　　尽管与心理治疗的主要原则之间的矛盾会产生这些难题,在某些情况下使用催眠术还是合理的。思想或者行为的某个错误趋向可能因为习惯而变得尤其顽固,需要比单纯劝导更为激烈的过程才能将其打破,或者在没有帮助的情况下仅靠病人自己的力量不足以承受疾病带来的痛苦和恐惧。在这些情况下,导致或者参与导致疾病的经历在催眠治疗中可能会被埋藏得比之前更深;除非迟早根据自我认知和自我依靠的原则继续治疗,否则不可能取得长期和彻底的成效。但是如果能够让病人不再受到意外的压力,催眠术或者其他形式的心理暗示疗法可能会让病人在余生中不再出现神经或者精神障碍。

催眠术的另一个可能是更合适的应用模式是在诊断中。用催眠术来复现被分离或者遗忘的经历,可能比自由联想、梦的分析或者其他探索潜意识的方法更快。这相当于把催眠术当作自我认知的一个手段,不需要和自我依靠发生什么瓜葛,只需要从催眠过程获取一些知识,用来启动治疗过程并为之提供依据。

尽管在某些情况下应用催眠术是合理的,但通常都不是必要的。一般人们用到它,首先是想在不考虑之后发展的情况下,快速得到一些结果;其次是因为这些结果出奇又有戏剧性,可以很好地打动更看重眼前需求而不是彻底和永久疗效的公众。

在这里,我只能像这样简短描述一些重要的心理治疗原则,以及实际应用这些原则的手段。在本章的最后,我想指出的是,这些心理医学的基本原则,同样适用于所有健全的教育体系,它们对社会生活,对健康人和病人来说,都是取得成效的基础。

举例来说,作为一种治疗手段的努力实现自我认知的过程,和普通健康人的一种社会过程——也就是教育——非常相似,以至于医生使用的术语都是从教育派生出来的。将感觉、思维或者行为的错误倾向扭转到更健康的轨道上来的过程,一般被称为再教育。它和普通教育过程的区别,只是在于想要获得的知识和态度的性质不同。我认为在心理治疗中具有根本重要性的自我依靠手段,在教育中也同样重要,只不过其重要性在现代教育实践中并未得到充分认识。其原因在于向学生灌输事实比培养一种态度容易得多,就像给病人灌药比在他心中激起希望、耐心和自我依靠要容易得多。

心理暗示在教育中的影响,在很多方面都类似于我指出过的它在医药中的影响,而且由于儿童对心理暗示的接受性强而格外重要。这是由于心理暗示关系到教育的功能,也就是培养一个人对智识、美和高尚的态度和兴趣。要培养这样的态度,最有用的莫过于教师创造的心理氛围,就像治疗中最重要的因素,莫过于一个熟练的医生在家庭或者医院里制造的乐观和信任的气氛。这两种情形中的氛围都主要是靠心理暗示建立的。无论是在教育还是医药领域利用心理暗示,都是刻意的程度越低,成效越好。一名优秀教师的成功,或者教育领域中那些哪怕是基于错误原则的新运动往往都能取得的成功,都在于教师富于感染力的热情和人格,通过心理暗示机制发挥了作用,与他教授的内容无关。与医药领域中的情况一样,这样的教师面临的危险,是他可能过分依赖这种影响,没有认识到心理暗示与自我认知和自我依靠原则之间的矛盾。

我所提出的适用于个人心理障碍治疗的原则,也同样适用于处理社会整体的错误趋向和失常。那些有责任找到这些错误趋向和失常的纠正方法的政治家,必须了解产生这些错误的深层条件,并且根据这一认知对症下药才能取得良好成效。除非他能让民众知晓问题所在,不然很难指望能有一 141
个长期有效的解决方案。如果没有这样一个自我认知,随着之后条件的变化,他的工作很可能就会遭受挫折;要是能够引导群体了解自己之前的灾难的本质,这些新情况就不会造成什么危害。

另外,一个群体的自我认知和个体的自我认知是类似的,因为一个社会群体比其个体成员更容易受到深藏于表面之下的条件的影响。一般认为造成社会失常的基本因素,往往都存在于一个民族的历史之中,这些因素不但不符合后来的社会标准,而且在很多情况下和当时的社会状况已经有所冲突。要想了解问题,对症下药,就需要回溯到已经被这个民族彻底忘记的遥远既往,所能依靠的考察方法只有历史研究和社会学推理的特殊过程。这些因素属于民众心理的潜意识范畴,就像造成神经症和精神病的因素属于个体心理的潜意识范畴一样。

对一个失常的国家来说,自我依靠和自我认知一样重要。一个拒绝面对现实,总是愿意吞下政治家开出的任何安慰剂和万灵药的民族,不可能彻底改善困扰自己的失常状况。哪怕统治者开出的药方是明智的,如果一个民族过分依赖个人的智慧,不能团结起来弥补社会的缺陷,那么所取得的成效也只能是暂时的。

142　　要比较心理暗示的作用对集体命运和个体命运的影响，就没有这么简单。心理暗示过程倾向于使社会群体变得更加一致，它对社会失常的影响，比对个体失常的影响，有更大的必然性。如果一位医生知道心理暗示是无法完全避免的，但是其影响既可能是正面的，也可能是负面的，他就可以事先有所预防和准备。对政治家也是一样。心理暗示可能造成恐慌和崩溃，在好的方面也可能带来和谐。了解到心理暗示机制无所不在而又捉摸不定的本质，明智的政治家可以据此趋利避害，一个民族则可以避免深受这一机制的戕害。对于社会来说，也是越不是刻意为之，心理暗示的成效越好，这和对个人的情况是一样的。和医学领域中的情况一样，心理暗示的最危险的不利影响，也可以因为对其的认知得以避免。了解了它的本质和作用模式，就可以采取措施来规避风险，使其在社会和政治生活中发挥有利作用。

　　　　与教育和国家管理密切相关的是伦理教育。在这一方面自我认识和自我依靠的重要性广为人知，无须赘述。只需要指出，本讲座已经表明，对于那些明显反常但一般还没到病态程度的错误行为倾向，流行的处置原则也

143 适用于明确属于疾病范畴的不健康倾向。所有社会学和法学体系的最近发展都倾向认为心理疾病和犯罪有着紧密的关系，心理医学的现代理论也支持这一点。另外，如果这里提出的心理医学原则能够得到接受，就可以完全地或者说在很大程度上使得道德责任问题不再阻碍人们承认心理疾病和犯罪的紧密关系。按照本讲座指明的逻辑，把犯罪看作疾病而不是缺乏责任感的表现，其处置方式和认为犯罪的原因是缺失责任感而设计的处置方式并无很大区别。根据疾病与犯罪之间的关系，对于犯罪和道德失常的处置方式与以往的方法是不一样的，不但要劝说犯有过失者发挥自己意志的作用，而且要告诉他错误趋向是如何产生的，这样才能有助于他的主观努力。

　　　　天主教会这一组织，经过长期经验建立了对付道德缺陷的高度发达的体系，非常重视会导致明显属于不道德行为的小毛病，让忏悔者注意解决这些小问题，程度不亚于关注那些显然需要忏悔的大问题，这一现象令人瞩目。天主教会的传统做法，与最现代的心理医学体系如此相似，使我想到了宗教在心理医学中的地位。在某个观点看来，治疗心理障碍的时候利用宗

教动机,显然与自我依靠的原则相矛盾。因为宗教的本质就是让受苦之人形成对外部力量的信靠。某种程度上的矛盾是难免的,而且在宗教被作为治疗机制的很多形式中,这一矛盾是明摆着的。但是在大多数最新的宗教教义中,都承认高级力量需要通过普通的心理过程起作用,上面所说的矛盾也就变得无关紧要。现代的宗教导师不会告诉受苦之人仅仅依靠信仰本身就能摆脱烦忧,而是会建议他寻求自我反省和自我救助。简而言之,他会说神只会帮助自助者,采用的实际上就是本讲座中提倡的路线。作为一个治疗机制的宗教,只是它的一个方面而已。我不能只谈主题的一个方面。那些把宗教当作治病手段加以利用的人,不管是医生还是教士,需要知道他们这种做法在某种程度上也违反了心理医学的一个原则。明白了这一点就能够避免粗心地利用宗教手段所可能带来的坏处。关于心理因素对疾病的影响,现代知识发展的一个显著结果,就是在某种程度上使得医药正在又一次和宗教建立人类早期历史阶段所出现过的那种合作关系。

索　　引

图书在版编目(CIP)数据

医药、巫术与宗教:1915年和1916年在伦敦皇家内科医师学会的菲茨帕特里克讲座/(英)W. H. R. 里弗斯著;何钧译.—北京:商务印书馆,2023

(汉译人类学名著丛书)

ISBN 978 - 7 - 100 - 22231 - 0

Ⅰ.①医…　Ⅱ.①W…②何…　Ⅲ.①医学人类学　Ⅳ.①R31

中国国家版本馆 CIP 数据核字(2023)第 060697 号

汉译人类学名著丛书

医药、巫术与宗教

——1915年和1916年在伦敦皇家内科医师学会的菲茨帕特里克讲座

〔英〕W. H. R. 里弗斯　著

何　钧　译

商　务　印　书　馆　出　版

(北京王府井大街36号　邮政编码100710)

商　务　印　书　馆　发　行

北京市白帆印务有限公司印刷

ISBN 978 - 7 - 100 - 22231 - 0

2023年5月第1版　　　　开本787×1092　1/16

2023年5月北京第1次印刷　　印张7

定价:38.00元